Glaukom 2001 – Ein Diskussionsforum

Springer

Berlin
Heidelberg
New York
Barcelona
Hongkong
London
Mailand
Paris
Tokio

G. K. Krieglstein (Hrsg.)

Glaukom 2001

Ein Diskussionsforum

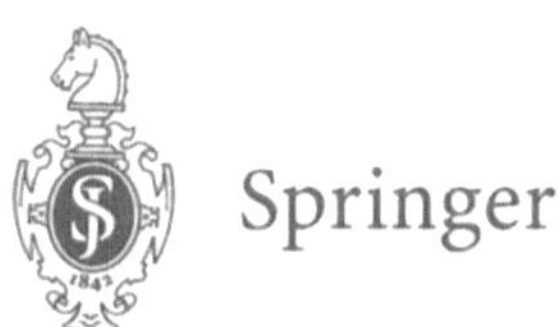

Professor Dr. GÜNTER K. KRIEGLSTEIN
Universität zu Köln
Zentrum für Augenheilkunde
Josef-Stelzmann-Str. 9
50931 Köln

ISBN-13: 978-3-642-63968-5 Springer-Verlag Berlin Heidelberg New York

Die Deutsche Bibliothek – CIP Einheitsaufnahme
Glaukom 2001 : ein Diskussionsforum / Günter K. Krieglstein (Hrsg.). – Berlin ; Heidelberg ; New York ; Barcelona ; Hongkong ; London ; Mailand ; Paris ; Tokio : Springer, 2002
ISBN-13: 978-3-642-63968-5 e-ISBN-13: 978-3-642-59408-3
DOI: 10.1007/978-3-642-59408-3

Springer-Verlag Berlin Heidelberg New York
ein Unternehmen der BertelsmannSpringer Science+Business Media GmbH
http://www.springer.de/medizin

Softcover reprint of the hardcover 1st edition 2002

Herstellung: PRO EDIT GmbH, Heidelberg
Umschlaggestaltung: design & production, Heidelberg
Satz: Zechner Datenservice + Druck, Speyer

Gedruckt auf säurefreiem Papier SPIN: 10857394 18/3130/hs 5 4 3 2 1 0

Vorwort

Vom 21.–24. Juni 2001 traf sich in Wertheim eine Gruppe von speziell an aktuellen Problemen der Glaukomatologie interessierten Augenärzten zu einem Symposium, das ausschließlich der Diskussion gewidmet war.

Der Herausgeber dieses Büchleins hatte zu fünf Teilgebieten der klinischen Glaukomatologie jeweils 30 Fragen vorbereitet, denen sich ein(e) für das jeweilige Teilgebiet besonders ausgewiesene(r) Experte/Expertin im Interview – unter Einbeziehung aller Anwesenden in die Diskussion – stellte. Um ein hohes Maß an Spontanität der Diskussion zu erreichen, wurde die Fragensammlung erst zum Zeitpunkt des Symposiums bekannt gemacht.

Das vorliegende Büchlein fasst die wesentlichen Inhalte der Diskussion von Teilnehmern und Experten/Expertinnen im Interview zusammen.

Es soll jenen die Möglichkeit geben, an den Inhalten dieses Symposiums teilzuhaben, die nicht die Gelegenheit hatten, direkt teilzunehmen.

Das Symposium und die vorliegende Publikation wurden unterstützt von Pharmacia GmbH/Erlangen.

Köln, November 2001 G. K. Krieglstein

Inhaltsverzeichnis

Verzeichnis der Experten im Interview

Prof. Dr. med. R. Burk
Städtische Kliniken Bielefeld-Mitte/Ophthalmologie
Teutoburger Straße 50
33604 Bielefeld

Prof. Dr. med. Michael Diestelhorst
Universitäts-Augenklinik
Joseph-Stelzmann-Str. 9
50931 Köln

Prof. Dr. med. F. Grehn
Universitäts-Augenklinik
Josef-Schneider-Straße 11
97080 Würzburg

Prof. Dr. med. G. K. Krieglstein
Universitäts-Augenklinik
Joseph-Stelzmann-Str. 9
50931 Köln

Prof. Dr. med. B. Lachenmayr
Neuhauerstraße 23/II
80331 München

Prof. Dr. med. E. Lütjen-Drecoll
Universitätsklinik/Anatomie
Schwabachanlage 6
91054 Erlangen

1. Diskussionsrunde
Funktionelle Morphologie/Pathophysiologie

Expertin im Interview:

E. Lütjen-Drecoll/Erlangen

1
Was sind die funktionell relevanten, involutiven Veränderungen im juxtacanaliculären Trabekelmaschenwerk beim Glaukom?

Die pathologische Erhöhung des Abflusswiderstandes beim Glaukom ist überwiegend in der Innenwand des Schlemm'schen Kanals mit dem davor liegenden juxtacanaliculären Trabekelmaschenwerk lokalisiert. Die Vermehrung von extrazellulärem Material im juxtacanalikulären Maschenwerk ist der dominierende Pathomechanismus der Widerstandserhöhung. Nach einer kritischen Ablagerung, qualitativ und quantitativ, kommt es zu einer Verklebung der Trabekellamellen und damit zur irreversiblen Widerstandserhöhung. Damit einher geht die Reduktion der Zellularität. Die Schlüsselenzyme für einen adäquaten Extrazellulärhaushalt (funktionelles Gleichgewicht zwischen Neubildung und Abbau) sind die Metalloproteinasen. Ob dieses Enzymsystem bei Glaukom krankhaft verändert ist, ist derzeit noch nicht geklärt. Das Pigmentglaukom sowie das Exfoliationsglaukom sind im Vergleich dazu sekundäre Überfrachtungsglaukome, welche dem Pathomechanismus des primären Weitwinkelglaukoms nicht vergleichbar sind. Hier ist eine klare Differenzierung zu treffen. Bisher beim POAG als pathologisch vermehrt nachgewiesene Bestandteile des extrazellulären Materials sind Fibronektin, Chondroitinsulfat, Glycosaminoglycane und Hyaluronsäure. Die funktionelle Bedeutung der Einzelsubstanzen für die Widerstandserhöhung ist Gegenstand intensiver, laufender wissenschaftlicher Studien. Diese nachweisbaren, altersabhängigen, involutiven Veränderungen im Bereich des Trabekelmaschenwerks werden offensichtlich beim Glaukom durch spezifische Pathomechanismen in einer Weise verstärkt, dass eine Widerstandserhöhung und Augendrucksteigerung erfolgt.

2 Hat die Transplantation von kultivierten Trabekelzellen zur Verbesserung der Abflussleichtigkeit eine erkennbare, klinische Perspektive?

Da die gestörte Biosynthese extrazellulären Materials im juxtacanaliculären Trabekelmaschenwerk beim chronischen Glaukom den vordergründigen, vielschichtigen Pathomechanismus darstellt und meiner Meinung nach wahrscheinlich durch Faktoren des Kammerwassers induziert wird, ist eine Transplantation kultivierter Trabekelendothelien keine vielversprechende Perspektive. Die theoretische Grundlage dieser Therapieoption ist nicht gegeben. Eine Verbesserung der funktionellen Morphologie durch die Überimpfung von Endothelzellen in das Trabekelmaschenwerk ist spekulativ und wenig begründbar. Es ist nicht das Defizit an Zellularität, welches den Widerstand steigert, auch liegt vielleicht kein Defizit an zellulärer Funktionalität der verbliebenen Endothelzellen vor, sondern eine Überfrachtung der trabekulären Porosität durch vermehrtes Extrazellulärmaterial. Die Transplantation von Endothelzellen ist kein naheliegender Therapieweg im Lichte der bestehenden Kenntnisse.

3

Wo sehen Sie am ehesten eine klinische Relevanz?

a) Modifikation des Zytoskeletts der Trabekelzellen

b) Modifikation der genetischen Expression der Extrazellulärmatrix

c) „Medikamentöse Trabekulotomie" (enzymatischer Abbau extrazellulärer Ablagerungen im Trabekelmaschenwerk)

Die genetische Modifikation des Zytoskeletts von Zellen im Trabekelmaschenwerk ist eine unsichere Therapieperspektive. Da das Problem offensichtlich in Qualität und Quantität des extrazellulären Materials liegt, ist es fraglich, ob ein Zugewinn an Fazilität durch eine Änderung des Zytoskeletts der Trabekelzellen möglich ist, da über kurze Zeiträume die pathologische Synthese des Extrazellulärmaterials den Effekt wieder aufbraucht.
Mehr verspricht die Modifikation der genetischen Expression von Extrazellulärmatrix bzw. Enzyminduktion abbauender Proteinasen (Metalloproteinasen). Die Transfektion von Endothelzellen zur Enzyminduktion von Metalloproteinasen wäre ein vorstellbarer Therapieweg.

Die „medikamentöse Trabekulotomie", bei welcher Substanzen zum enzymatischen Abbau extrazellulärer Ablagerungen im Trabekelmaschenwerk in die Vorderkammer eingebracht werden, hat eine vielfache wissenschaftliche Anamnese. Bisher ist es nicht gelungen, bei hinreichender Verträglichkeit für Hornhaut und benachbarte Strukturen Wirkstoffe in die Vorderkammer einzubringen, welche die Ablagerungen im extrazellulären Raum bei Glaukom beseitigen könnten.

4
Wo liegt die primäre Glaukomläsion? Im Neuron auf Höhe der Lamina cribrosa? In der Ganglienzellschicht? In beiden? Unterschiedlich bei verschiedenen Glaukomformen?

Viele Untersuchungen zum axoplasmatischen Fluss weisen daraufhin, dass die primäre Glaukomläsion auf Höhe der Lamina cribrosa liegt. Die Unterbrechung der Neurotrophine im axoplasmatischen Fluss (retrograd und orthograd) führt zum Untergang der Ganglienzelle, wobei die Läsion hierfür nicht in der Ganglienzellschicht der Netzhaut, sondern im Verlaufe des Neurons auf Höhe der Lamina cribrosa zu sehen ist. Ein absolut sicherer Beweis für die primäre Läsionsstelle der Lamina cribrosa steht noch aus.

5
Wie sicher ist die präferente Vulnerabilität des magnozellulären Systems?

Die präferente Vulnerabilität der magnozellulären Ganglienzellen mit ihren dickeren Neuronen erscheint weitgehend gesichert. Hier ergibt sich jedoch die Problematik der Numerik. Da die magnozellulären Ganglienzellen der Netzhaut gegenüber den parvozellulären Ganglienzellen um ein Vielfaches seltener sind, wird sich ein Verlust im magnozellulären System besonders früh und nachhaltig bemerkbar machen, was den Eindruck einer selektiven Empfindlichkeit auf den Glaukompathomechanismus vermittelt. In der zahlenmäßig deutlich geringeren Zellpopulation wird eine Läsion eher sichtbar. Untersuchungen an dicken und dünnen Neuronen haben jedoch bestätigt, dass die dicken Neurone eindeutig druckempfindlicher sind.

6 Ist die Glaukomläsion: Immer apoptotisch? Fakultativ apoptotisch? Apoptotisch in Abhängigkeit des Pathomechanismus?

Apoptose ist in der Netzhaut in allen Schichten nachweisbar, was jedoch keine prinzipielle Aussage zur Pathophysiologie der neuronalen Läsion beim Glaukom erlaubt. Die multifaktorielle Natur des Glaukomschadens lasst die auftretenden Läsionen an Ganglienzellschichten der Netzhaut, Sehnerv und anderen Strukturen nicht ausschließlich auf Apoptose zurückführen. Hier können unterschiedliche Mechanismen des Zelluntergangs durchaus möglich sein. Untersuchungen zu diesem Themenkomplex sind für den Morphologen schwierig, da an post mortal veränderten Augen apoptotische Veränderungen zwar noch nachweisbar sind, nekrotische aber kaum von post mortalen Zellschäden zu differenzieren sind.

7
Ist Glaukom eine neurodegenerative Erkrankung?

Die Differenzierung der Pathophysiologie des chronischen Glaukoms gegenüber altersabhängigen, involutiven Veränderungen ist schwierig. Die pathomorphologischen Änderungen im Trabekelmaschenwerk können einen verstärkten Alterungsprozess darstellen, bei dem zu den unspezifischen, involutiven Befunden spezifische Pathomechanismen hinzukommen, deren auslösende Faktoren wir noch nicht kennen. Solche Faktoren könnten im hinteren Augenabschnitt gebildet werden, wenn hier primär neurodegenerative Prozesse abliefen. Wissenschaftliche Untersuchungsergebnisse für eine solche Hypothese gibt es aber bisher nicht. Eine Modifikation von Alterungsprozessen, überlagert durch glaukomspezifische Pathomechanismen, ist vorstellbar.

8

Was definiert die Sensitivität auf eine Glaukomläsion?

a) Die Empfindlichkeit der Ganglienzelle?
b) Die bindegewebige Struktur der Lamina cribrosa?
c) Der Augeninnendruck?
d) Die Perfusion der Papille?
e) Die genetische Disposition?
f) alles obige in individueller Verteilung?

Einen Hinweis auf eine differente Sensitivität der retinalen Ganglienzellen gibt es experimentell nicht.

Eine unterschiedliche bindegewebige Struktur der Lamina cribrosa wurde verschiedentlich nachgewiesen, dies könnte zu einer verstärkten oder reduzierten mechanischen Belastung der Neuronen des Nervus optikus beitragen.

Ohne Zweifel ist der Augeninnendruck eine wesentliche Determinante und der wichtigste Risikofaktor.

Die Perfusion der Papille mit all ihren hämorrheologischen Charakteristika würde gezielt die Tensionstoleranz des Sehnerven im individuellen Auge beeinflussen.

Die genetische Disposition ist für das chronische Weitwinkelglaukom wahrscheinlich auch von Bedeutung, jedoch ätiopathogenetisch vordergründig für die dysgenetischen Glaukomformen. Die individuelle Verteilung von Augeninnendruck, Durchblutungscharakteristika der Papille sowie bindegewebiger Struktur der Lamina cribrosa (z. B. Myopie-Glaukom) definieren das Glaukomrisiko.

9

Was führt am ehesten zur Augendrucksteigerung?
a) Veränderungen der Extrazellulärmatrix?
b) Verlust der trabekulären Zellularität?
c) Die genetische Disposition?
d) Interaktion alles obigen?

Primär ist es die Veränderung (qualitativ und quantitativ) der extrazellulären Matrix im juxtacanaliculären Trabekelmaschenwerk, welche über die Augendruckerhöhung entscheidet. Die Veränderungen der Zelldichte können zu Verklebung von Trabekellamellen führen und dadurch ebenfalls den Kammerwasserabflusswiderstand erhöhen. Die genetische Disposition, eine Glaukomerkrankung zu bekommen, könnte sich wiederum auf eine Veränderung der Extrazellulärmatrix beziehen. Die Interaktion von Genetik und noch nicht bekannten glaukomspezifischen Pathomechanismen, welche beide die Extrazellulärmatrix in dem den Widerstand prägenden Gewebe definieren, sind wohl die wesentlichen Ursachen der Augendrucksteigerung beim Glaukom.

10
Wie reguliert sich die Fazilität?
a) Parazellulär?
b) Transzellulär?
c) Episkleral-vaskulär?
d) Zellulär über das Zytoskelett?
e) Mechanisch über Ziliarkörpersehnen?

Die Regulation der trabekulären Fazilität geschieht überwiegend und fast ausschließlich parazellulär. Die transzelluläre Ableitung von Kammerwasser durch die Endothelien des Schlemm'schen Kanals ist pathophysiologisch wenig bedeutsam. Eine episkleral-vaskuläre Regulation der Fazilität ist aus den bisherigen funktionellen und morphologischen Studien wenig wahrscheinlich, muss jedoch noch weiter analysiert werden. Eine Regulation der trabekulären Fazilität durch Änderungen des Zytoskeletts ist in Affenversuchen sicher nachgewiesen. Sie beruht wahrscheinlich darauf, dass sekundär extrazelluläres Material aus der juxtacanaliculären Region des Trabekelwerkes ausgewaschen wird. Wie weit solches Auswaschen von extrazellulärem Material auch im älteren glaukomatös veränderten menschlichen Auge möglich ist, ist bisher nicht sicher bekannt. Hierfür haben wir wissenschaftlich keine Belege. Die trabekuläre Fazilität wird über die Zugwirkung der Ziliarkörpersehnen der pars anterior des Ziliarmuskels reguliert. Dies betrifft jedoch ausschließlich die parazelluläre trabekuläre Fazilität.

11
Haben die Sammelkanälchen intraskleral eine physiologische/pathophysiologische Bedeutung für die Fazilität?

Die intraskleralen Sammelkanälchen, welche dem Schlemm'schen Kanal nachgeschaltet sind, haben eine physiologische Bedeutung zur Richtungsregulierung der Kammerwasserströmung. Sie verhindern unter physiologischen Bedingungen einen Reflux von Blut in den Schlemm'schen Kanal und in die Vorderkammer. Der episklerale Venendruck und damit die Druckbelastung der intraskleralen Sammelkanälchen kann in einem breiten Bereich gut reguliert werden. Einen überzeugenden Nachweis zur Bedeutung des intraskleralen Venendrucks für die Regulation der Faziliät gibt es jedoch nicht.

12
Wie kompensiert der Augeninnendruck die zirkadianen Sekretionsschwankungen?

Die Kompensation der ausgeprägten Sekretionsunterschiede zwischen Tag und Nacht bei Konstanthaltung des Augeninnendruckniveaus in einem schmalen Bereich geschieht eventuell über das Aderhautvolumen. Die Aderhaut kann eine sehr schnelle Volumenkompensation intraokulär durch den Wechsel ihrer Blutfülle erreichen. Auch die trabekuläre Fazilität kann zum Ausgleich der zirkadianen Sekretionsunterschiede beitragen. Welcher Mechanismus die zirkadianen Sekretionsschwankungen kompensiert, ist mir im Detail jedoch nicht bekannt.

13
Sehen Sie weitere Möglichkeiten eines therapeutischen enzymatischen Zugriffs auf die Kammerwassersekretion außer Carboanhydrasehemmung?

Realistische Therapieperspektiven, über eine Enzyminhibition abseits der Carboanhydrase den Augeninnendruck zu senken, kenne ich nicht. Experimentelle und auch klinische Studien zur Hemmung der Natrium-Kalium-ATPase im Ziliarkörper für eine klinisch bedeutsame Absenkung der Sekretion verliefen enttäuschend.

14
Ist der physiologische Anteil des uveoskleralen Abflusses von ca. 10% bei intraokularen Entzündungen höher? Wie groß ist die Regelkapazität? Welche Mediatoren außer Prostaglandinen beeinflussen diese?

Der uveosklerale Anteil des Gesamtabflusses des Kammerwassers kann unter physiologischen Bedingungen 10% schwerlich überschreiten. Dies ergibt sich aus der Morphologie des Ziliarkörpers und seiner Schrankenfunktionen. Der uveosklerale Abfluss ist jedoch erheblich größer bei Erkrankungen der intraokulären Strukturen. So ist gut belegt, dass bei einer Phthisis bulbi das Kammerwasser fast ausschließlich über den Ziliarmuskel abgeleitet wird und es so zur Schrumpfung des Augapfels kommt. Der uveosklerale Abfluss ist normalerweise druckabhänig. Diese Verhältnisse könnten jedoch bei erweiterten uveoskleralen Abflusswegen anders sein. Lytische Enzyme und Interleukine sind bei der Steuerung des uveoskleralen Abflusses bei unterschiedlichen Augenerkrankungen wesentlich beteiligt.

15
Sehen Sie noch einen Informationswert in der klinischen Tonografie?

Soweit ich dies als Nicht-Klinikerin beurteilen kann, ist der diagnostische Informationswert der Tonografie nach dem zeitgemäßen Kenntnisstand zur Hydrodynamik des menschlichen Auges gering. Sie hat bestenfalls einen Stellenwert in der klinischen Forschung, jedoch nicht mehr in der Glaukomdiagnostik.

16
Hat die Fluorophotometrie einen Platz in der klinischen Routine, bei der Beurteilung des Wirkungsmechanismus von Pharmaka, zur Beurteilung des Wirkungsmechanismus von Operationstechniken?

Die Fluorophotometrie kann zuverlässig nach dem Prinzip einer Farbstoffverdünnungskurve die Kammerwassersekretion messen. Die Methode ist jedoch kompliziert. Die Fazilität wird indirekt bestimmt, bzw. berechnet, eine Differenzierung zwischen uveoskleralem und trabekulärem Abfluss ist schwer möglich. Die Fluorophotometrie ist in der Routine nicht indiziert, für besondere Fragestellungen des Wirkungsmechanismus von Arzneimitteln oder unterschiedlicher Operationstechniken kann sie sehr nützlich sein.

17
Welches Glaukom-Tiermodell kommt der humanen Glaukomerkrankung am nähesten?

Alle „Glaukom-Tiermodelle“ sind „Druckmodelle“. Es gibt kein wirkliches Tiermodell, welches der menschlichen Glaukomerkrankung vergleichbar wäre. Man kann gut mit genetischen Defekten Glaukom sowohl bei der Maus wie beim Hund erzeugen, jedoch nur zu einem Sekundärglaukom mit hohen Druckwerten, welches dem chronischen Weitwinkelglaukom des Menschen wenig vergleichbar ist. Jedes gebräuchliche Tiermodell des Glaukoms erlaubt die Beantwortung der einen oder anderen Detailfrage, ist jedoch nicht repräsentativ für die menschliche Glaukomerkrankung.

18
Eröffnet der Nachweis des TIGR-Gens eine neue Screening-Perspektive, eine Neubewertung des individuellen Risikoprofils?

Die genetische Disposition ist für die juvenilen Glaukome gut gesichert, jedoch wenig für das chronische Offenwinkelglaukom. Bisher sind bei 3% der Glaukompatienten mit POAG TIGR-Gendefekte nachgewiesen. Auch der Nachweis des TIGR-Gens kann diese Relation nicht ändern. Außerdem ist die physiologische Funktion des TIGR-Proteins unklar.

19
Ist Glaukom eine Systemerkrankung (endokrinologisch, immunologisch, genetisch)?

Ohne Zweifel gibt es eine große Reihe von allgemeinen Risikofaktoren, welche die okulären Pathomechanismen der Glaukomerkrankung modifizieren. Eine summarische Prädisposition des Patienten ergibt sich aus systemischen und okulären Risikofaktoren.

20
Ist eine nicht-invasive Durchblutungsmessung der Papille oder eine funktionelle Bildanalytik in naher Zukunft möglich?

Soweit ich dieses Gebiet übersehe, gibt die spektrophotometrische Messung der Sauerstoffspannung in der Papille, nicht invasiv und weitgehend objektiv, eine gute Perspektive, die Tensionstoleranz des Sehnerven einzugrenzen. Die Methoden sind verfügbar, jedoch noch nicht klinische Routine. Wegen des geringen Glukoseumsatzes des peripheren Neurons erscheint ein PET-Scanning nicht aussichtsreich, die funktionelle Kernresonanz-Tomographie könnte hier bessere Aussichten bieten. Für die klinische Glaukomatologie ist dies jedoch noch eine spekulative Funktionsdiagnostik.

21
Ist eine selektive Steigerung der Papillendurchblutung denkbar?

Eine selektive Vermehrung der Durchblutung im Bereich der glaukomgefährdeten Papille ist derzeit noch nicht möglich. Wesentliche Änderungen des intraokularen Blutvolumens dienen der Volumenregulation des Auges. Ein selektiver Endothelin-1-Blocker könnte insbesondere bei Patienten mit einer Disposition zur peripheren Angiospastik eine gute Therapieperspektive sein. Auch der Einsatz des uveoskleralen Abflusses als Medikamententräger zur Förderung der Durchblutung am hinteren Augenpol wird diskutiert.

22 Was ist günstiger für die Papillendurchblutung, die möglichst effektive Augendrucksenkung oder die konsequente Reduktion des kardiovaskulären/hämorheologischen Risikoprofils?

Eine konsequente Augendrucksenkung ist ein wichtiger Beitrag für die Verbesserung der Papillendurchblutung durch die Herabsetzung des Perfusionswiderstandes. Eine konsequente Berücksichtigung des kardiovaskulären und hämorheologischen Risikoprofils des Glaukompatienten ist ein weiterer wichtiger Beitrag zur Prävention der Progression der Glaukomerkrankung. Ein wichtiges Problem sind Überbehandlungsphänomene bei der Therapie der Hypertonie. Dies muss in der kardiovaskulären Risikoabsicherung bedacht werden.

23
Ist die Augendrucksenkung unterschiedlich in ihrer Auswirkung auf die Papillendurchblutung bei Gesunden und Glaukomkranken?

Hinweise, dass eine medikamentöse Augendrucksenkung unterschiedliche Auswirkungen auf die Papillendurchblutung bei Gesunden und Glaukomkranken hat, bestehen nicht. Die Senkung des Augeninnendruckes senkt den vaskulären Perfusionswiderstand, wobei das Ausmaß der Widerstandssenkung eine Funktion der Augendrucksenkung ist und durch spezifische Pathomechanismen des Glaukoms wohl nicht beeinflusst wird.

24 Sind Normaldruckglaukom und Hochdruckglaukom unterschiedliche Erkrankungen?

Normaldruckglaukom und Hochdruckglaukom werden in ihrer multifaktoriellen Ätiopathogenese von vielen Ophthalmologen als unterschiedliche Erkrankungen gewertet. Die Kinetik der Gesichtsfeldveränderungen, Form der Gesichtsfeldveränderungen, die typischen Zeichen der glaukomatösen Papillenläsion, die Prävalenz und Inzidenz augeninnendruck-unabhängiger Risikoparameter, dies alles wird als Hinweis für die Unterschiedlichkeit beider Glaukomformen gedeutet. Es ändert jedoch nicht die Tatsache, dass auch für das Normaldruckglaukom unter therapeutischer Sicht, die Augeninnendrucksenkung wesentlich ist. Sehr umfangreiche retrospektive Fallkontrollstudien und auch große prospektive Therapiestudien haben gezeigt, dass die Arretierung des Krankheitsverlaufes beim Normaldruckglaukom um so sicherer gelingt, je tiefer das therapeutische Druckniveau ist.

25
Sehen Sie eine Perspektive der Gentherapie in der Glaukomatologie?

Perspektiven der Gentherapie in der Glaukomatologie bestehen derzeit nicht. Dies ist von der klinischen Routine noch weit entfernt. Dabei ist Gentherapie zu verstehen als ein Mechanismus der Transfektion geeigneter Gene, um extrazelluläre Ablagerungen zu verhindern oder zu reduzieren.

26
Kann die autonome Innervation der Aderhaut für die Glaukompathophysiologie von Bedeutung sein?

Die autonome Innervation der Aderhaut ist morphologisch gut nachweisbar. Vermutlich dient sie der Volumenregulation des Auges. Eine Bedeutung für die Pathophysiologie des Glaukoms ist noch nicht nachgewiesen. Ohne Zweifel wird hiermit eine Volumenveränderung in kurzer Zeit reguliert. Involutive Veränderungen dieses Regelmechanismus im Alter könnten eine Bedeutung für die Presbyopie aber auch für die Druckregulation haben.

27
Welche jüngsten Ergebnisse der Grundlangenforschung zum Glaukom machen eine klinische Überprüfung interessant?

Sehr bedeutsam scheint die Rolle der Metalloproteinasen bei der Regulation der Fazilität zu sein. Weiterhin wäre die Untersuchung des Kammerwassers auf Mediatoren, welche eine Rückkopplung von Sekretion und Fazilität vermitteln, hochinteressant.

28
Wo sehen Sie eine besonders lohnenswerte Zusammenarbeit von Grundlagenforschern und klinischen Glaukomatologen? Welche Empfehlungen geben Sie der klinischen Glaukomforschung?

Hierzu ergeben sich vielfältige Ansätze. Entscheidend ist die Umsetzung von neuen Erkenntnissen der Grundlagenforschung in klinische Fragestellungen und die Klärung derselben durch schlüssige klinische Studien mit adäquatem, wissenschaftlichen Design.

29

Ist das Auge in seiner autonomen Innervation anderen Strukturen des Organismus vergleichbar?

Das Auge weicht in seiner autonomen Innervation erheblich von anderen Strukturen des Organismus ab. Bereits im Kopfbereich ergeben sich relevante Unterschiede. Und selbst zwischen vorderem und hinterem Augensegment ergeben sich deutliche Unterschiede der autonomen Innervation. Erstaunlich ist, dass die Innervation der Gefäße des Auges sowohl parasympathisch wie sympathisch geschieht, während im übrigen Organismus überwiegend sympathische Innvervation besteht. Die Durchblutung des Auges wird nicht zentral, sondern peripher gesteuert und unterscheidet sich deshalb wesentlich von den meisten anderen Organen.

30
Welche Bedeutung haben Signalproteine bei der Regulation der Hydrodynamik?

Die Bedeutung der Signalproteine ist nicht nur für die Regulation der Hydrodynamik sondern auch für andere Prozesse im Auge wichtig. Hier bedarf es noch langjähriger wissenschaftlicher Aufklärungsarbeit, bevor diese Mechanismen der Signalkaskade im Auge verstanden werden.

2. Diskussionsrunde
Morphologische Diagnostik

Experte im Interview:

R. BURK/Bielefeld

1
Was sind für Sie die drei wichtigsten ophthalmoskopischen Kritierien für eine beginnende glaukomatöse Papillenläsion:
a) zu einem gegebenen Zeitpunkt
b) in der Verlaufskontrolle

Die wichtigsten Kriterien für eine glaukomatöse Papillenläsion zu einem gegebenen Zeitpunkt (Erstdiagnose) sind die Konfiguration der Exkavation, das Areal der Blässe in Relation zur Exkavation und die Asymmetrie der Breite des neuroretinalen Randsaumes innerhalb der Papille. Bei gesundem Auge treten die Nervenfaserbündel in ihrer Formierung zum Sehnerven konvexbogig über den Papillenrand ein. Bei Vorliegen eines Glaukomkschadens ist der Übergang zwischen neuroretinalem Randsaum und Exkavation konkavbogig konfiguriert.

Wichtiges Zeichen der Progression der glaukomatösen Papillenläsion bei der Verlaufskontrolle ist das Verhalten der Papillengefäße am Exkavationsrand (zirkumlinearer Gefäßverlauf, Abknicken der Gefäße am Exkavationsrand, Brückenphänome von Gefäßen, intrapapilläre Venendilatation, peripapilläre arterielle Spasmen). Das Auftreten einer papillenradialen Randblutung ist ein Aktivitätszeichen der Progression und bedarf der besonderen Beobachtung, insbesondere im Hinblick auf die Entstehung lokalisierter Läsionen der retinalen Nervenfaserschicht. Ein weiteres bedeutsames Kriterium der Progression ist eine Randsaumkerbe, eine fokale Läsion des neuroretinalen Randsaumes im Sinne eines Nervenfaserbündelausfalls. Dies zeigt sich deutlich in der Diskontinuität der Breite des Randsaumes und des Verlaufs der inneren Begrenzung des neuroretinalen Randsaumes.

2
In welchen Zeitabständen halten Sie eine Papillenbeurteilung/Papillendokumentation für notwendig?

Eine Papillenbeurteilung und Papillendokumentation im Vorfeld der Erkrankung, also bei intaktem Gesichtsfeld und gesichertem Risikoprofil des Patienten (z. B. erhöhter Augeninnendruck, Familienanamnese, kardiovaskulärer Risikofaktor etc.) ist einmal jährlich indiziert. Bei geringem Risikoprofil ist auch eine Kontrolle alle 2 Jahre vertretbar.

In einem Frühstadium der Erkrankung, also bei beginnender neuronaler Läsion, sollte die Papillenbeurteilung halbjährlich bis jährlich erfolgen.

In einem morphologischen Spätstadium der Erkrankung mit nachgewiesener Progression des Gewebeverlustes in kurzen Zeiträumen ist eine Papillenbeurteilung vierteljährlich bis halbjährlich unbedingt erforderlich, um die Effizienz der Therapiemodifikation beurteilen zu können.

3
Kann die quantitative Morphometrie mit dem Scanning-Laser-Tomographen (HRT) die photographische Papillendokumentation ersetzen?

Die quantitative Morphometrie mit dem Scanning-Laser-Tomographen (HRT) dient der Strukturvermessung. Sie kann die photographische Papillendokumentation nicht ohne Verlust diagnostischer Information ersetzen. Das HRT ist monochromatisch (Laser aus dem nahen Infrarotspektrum), Farbinformationen entfallen damit. Dies ist klinisch insbesondere wichtig für die Beurteilung der Vitalität des neuroretinalen Randsaums. Die dreidimensionalen Laser Scanning Systeme erlauben Aussagen zu Gewebepositionen, jedoch keine Rückschlüsse auf die Funktionalität. Aufgrund der exakt konfokalen Abbildung lässt sich die retinale Nervenfaserschicht, die photographisch im rotfreien Licht dokumentiert wird, jedoch auch mit dem HRT zur Darstellung bringen. Die Domäne des HRT liegt in der quantitativen Morphometrie ohne Einbeziehung farbabhängiger diagnostischer Kriterien. Als digitales System ist das HRT ein ideales Bildarchiv mit wichtiger Information für die Verlaufskontrolle der Papillenmorpholgie.

4
Welcher Bildanalytik räumen Sie zukünftig die bessere Perspektive ein, der Polarimetrie (Gdx) oder Kohärenztomographie?

Die Bildanalytik der Papille beruht derzeit auf drei technischen Prinzipien:

1. Scanning-Laser-Tomographie (HRT)
2. Polarimetrie (GDx) und
3. Kohärenz-Tomographie (OCT)

Die umfangreichsten Erfahrungen bestehen mit dem HRT. Es ist am besten klinisch validiert und in seinem diagnostischen Informationswert gesichert. Für die Polarimetrie, die linear polarisiertes Licht verwendet, ist der grundsätzliche Einfluss der Hornhaut auf die Messtechnik als Fehlerquelle noch nicht optimal kompensiert, hier gibt es jedoch vielversprechende Verbesserungen. Die Kohärenz-Tomographie (OCT) bietet zwar die beste Tiefenauflösung, durch die noch geringe Anzahl an Messpunkten ist sie in ihrer Flächenauflösung noch nicht optimal zur sicheren Beurteilung der Nervenfaserschichtdicke. Weitgehend gesicherte Ergebnisse liegen für die Beurteilung der Netzhautdicke und für makuläre Erkrankungen vor. Auch hier gibt es Neuentwicklungen, welche die Auflösung verbessern und den Messfehler reduzieren.

5
Ist Stereofotographie der Papille noch notwendig im Lichte anderer dreidimensionaler Auswertungsmethoden?

Die Stereofotographie der Papille ist bei den heutigen technischen Möglichkeiten der dreidimensionalen quantitativen Beurteilung der Exkavation mit computerassistierter Technik nicht unbedingt notwendig. Sie stellt eine gewisse „Luxus-Information" für die Verlaufskontrolle der Papillenmorphologie dar. Ihr entscheidender Nachteil ist die Notwendigkeit einer Pupillenweite von ca. 8 mm für hochqualitative Aufnahmen. Eine exakte Tiefenlokalisation als Voraussetzung quantitativer Auswertungen ist darüber hinaus nur mit Kamerasystemen möglich, die Simultanaufnahmen registrieren.

6 Ist die fotographische Dokumentation der Nervenfaserschicht der Netzhaut notwendig, oder genügt die Ophthalmoskopie im rotfreien Licht?

Eine optimierte fotographische Technik zur Beurteilung der retinalen Nervenfaserschicht ist kompliziert und in ihrer klinischen Aussagekraft von der Minimierung fotographischer Variabilität abhängig. Die direkte Ophthalmoskopie im rotfreien Licht ergibt bei guter Medientransparenz meist die gewünschte Information. Die Dokumentation der Nervenfaserschicht ist bei oberflächlicher Fokussierung mit Lasersystemen aus dem nahen Infrarotbereich möglich (HRT), zukünftige Entwicklungen eines Laserscanners mit Blau- oder Grünlicht würden hier neue Maßstäbe setzen. Einen guten Kompromiss für die momentane Nervenfaserschichtdokumentation stellt die Aufnahme eines Reflektivitätsbildes mit einem Angiographie Laserscansystem dar, wie beispielsweise dem HRA.

7
Welche Sensitivität und welche Spezifität verlangen Sie für eine akzeptable, morphologische Glaukomdiagnostik?

Für ein Glaukom-Screening der Papille wäre eine Sensitivität und Spezifität von jeweils 90% der angewandten Methode wünschenswert. Ein direkter Vergleich publizierter Daten für die verschiedenen bildanalytischen Methoden aus unterschiedlichen Arbeitsgruppen ist jedoch problematisch. Hier sind vergleichende prospektive klinische Studien der Techniken notwendig, mit klarer Definition von Gruppengröße, Auswahlkriterien der untersuchten Probanden und geeigneter Teststärke des Studienplans.

Momentan ist im Hinblick auf die Möglichkeit der Verlaufsbeobachtung die Reproduzierbarkeit der Messwerte an Gesunden und Glaukompatienten ein entscheidendes Kriterium für die Auswahl des geeigneten bildanalytischen Dokumentationsverfahrens.

8 Sollte man Neuinvestionen zur Fotodokumentation der Papille bereits auf digitale Techniken ausrichten?

Die Zukunft der Photodokumentation der Papille liegt sicherlich bei der digitalen Aufnahmetechnik, was besondere Optionen der Teleophthalmologie eröffnet, gute Möglichkeiten der Verlaufskontrolle bietet und den Zeitaufwand eines Fotolabors erspart.

9
Was empfehlen Sie als medizinisch-technische Standardausrüstung für die morphologische Glaukomdiagnostik?

Der Zugang zu einer quantitativen Morphometrie für eine moderne morphologische Glaukomdiagnostik ist sicherlich ein großer Vorteil. Apparategemeinschaften mit dem HRT weisen in diese Richtung. Falls ausgereifte, zuverlässige fotographische Techniken angeboten werden, ist eine digitale Fotodokumentation der Papille an der Spaltlampe eine gute Investition. Eine 90-Dioptrien-Ophthalmoskopie-Lupe ist eine sinnvolle Grundausrüstung bei bescheidener Praxis-Ökonomie. Die medizinisch-technische Standardausrüstung für die morphologische Glaukomdiagnostik hängt jedoch sehr ab von Service-Kosten, den Entgelten der Krankenkassen und der Grundinvestition. Viele andere Diagnose-Systeme, welche ursprünglich als sehr aufwendig galten (z.B. Computer-Perimetrie), wurden im Verlaufe ihrer Entwicklung wesentlich preisgünstiger, was man auch von der morphologischen, quantitativen Glaukomdiagnostik erwarten darf.

10
Welche prognostische Bedeutung hat für Sie:
a) die Papillenrandblutung?
b) die peripapilläre Atrophiezone?

Die Papillenrandblutung beim Glaukom ist ein wichtiges „Aktivitätszeichen“ des Erkrankungsprozesses. Der Papillenrandblutung folgt in unterschiedlichem zeitlichen Abstand eine Einkerbung des neuroretinalen Randsaumes, ein Defekt der Nervenfaserschicht und zuletzt ein entsprechender Gesichtsfeldausfall.

Die peripapilläre Atrophiezone ist weniger spezifisch, da sie auch ein involutives Zeichen darstellt. Bei der arteriosklerotischen senilen Form des Glaukoms ist eine große peripapilläre Atrophiezone ein prognostisch ungünstiges Phänomen, insbesondere wenn es bemessen am Alter des Patienten relativ früh auftritt.

11
Halten Sie eine angiographische Untersuchung der Papille für nützlich?

Eine angiographische Untersuchung der Papille ist kein Bestandteil der klinischen Routine. Sie hat lediglich Berechtigung im Rahmen wissenschaftlicher Untersuchungen.

12
Sehen Sie für die morphologische Glaukomdiagnostik eine besonders lohnenswerte Perspektive der Teleophthalmologie?

Insbesondere unter Anwendung digitaler Fotographietechniken hat die Teleophthalmologie eine gute Perspektive. Befundübermittlung an ein Referenzzentrum, Abspeicherung der Befunde für eine kontinuierliche Verlaufskontrolle, die Option der Bildbearbeitung mit vergrößerter Darstellung von einzelnen Segmenten der Papille, Einheitlichkeit der Aufnahmetechnik und eine Objektivierung des Qualitätsstandards sind Bestandteile einer erfolgreichen Kooperation in Übermittlung und Befundbeurteilung im Rahmen der Teleophthalmologie.

13

Halten Sie eine fokale peripapilläre oder intrapapilläre Angiospastik für ein bedeutsames Glaukomzeichen?

Eine arterielle Angiospastik in der Umgebung der Papille ist ein wichtiges Kriterium für das kardiovaskuläre Risikoprofil des Glaukompatienten. Es ist von passagerer Natur und ein wichtiges diagnostisches Zeichen für ein so genanntes „vasospastisches Syndrom", welches spezielle Therapieindikationen hat.

14

Nennen Sie die Ihrer Meinung nach drei wichtigsten Gefäßzeichen der glaukomatösen Papillenläsion!

Das wichtigste Gefäßzeichen der glaukomatösen Papillenläsion ist als Aktivitätszeichen die peripapilläre Randblutung. Die Freilegung zirkumlinearer Gefäße in Nähe des Exkavationsrandes spricht für einen allmählichen Verlust neuroretinalen Randsaumgewebes. Das bayonettförmige Abknicken der Gefäße am Exkavationsrand ist das Korrelat der Unterminierung des Skleralkanals bei lokalisiertem kompletten Randsaumverlust. Brückenphänomene der Gefäße, Angiospastik und intrapapilläre Venendilatationen sind weitere wichtige Befunde.

15
Achten Sie noch auf eine Relation von Abblassung zur Exkavation, fokale Blässe?

Eine fokale Abblassung des neuroretinalen Randsaumes entspricht einer sektoriellen ischämischen Optikoneuropathie. Steht die Abblassung der Papille im Vordergrund, so ist meist auch eine ischämische Erkrankungskomponente mit der glaukomatösen Papillenatrophie kombiniert. Die Differenzierung ist wichtig, da dies besondere Therapieindikationen impliziert. Jede Randsaumblässe bei flacher oder fehlender Exkavation ist Zeichen einer nichtglaukomatösen Optikusschädigung.

16
Ist für die ophthalmoskopische Glaukomdiagnostik die monokulare Ophthalmoskopie noch zeitgemäß?

Die Domäne der monokularen, direkten Ophthalmoskopie ist die klinische Beurteilung der Nervenfaserschicht im rotfreien Licht. Alle übrigen Kriterien der glaukomatösen Papillenschädigung werden durch die binokulare Spaltlampenbiomikroskopie mit Lupensystemen zwischen +60 und +90 Dioptrien oder bei Verzicht auf die Farbinformation auch durch die quantitative Biomorphometrie zuverlässiger erfasst.

17
Welche Papillenanomalien erschweren die ophthalmoskopische Glaukomdiagnostik besonders?

Unterschiedliche Papillenanomalien können insbesondere bei kleinem Skleralkanaldurchmesser oder atypischem Sehnerveneintritt die Erkennung eines glaukombedingten Schadens erschweren. Die Papillendiagnostik beim Glaukom ist insbesondere bei tiefen und oberflächlichen Drusen der Papille problematisch, kompliziert wird die Beurteilung der Papille auch bei hoher Myopie, dem Tilted-Disc-Syndrom mit inferiorem Konus und bei der kleinen Papille mit Pseudoneuritis, dem so genannten „Crowded-Disc-Syndrom". Hierbei können neuronale Läsionen auftreten, welche sich nicht durch eine typische Exkavation oder eine fokale Randsaumeinkerbung bemerkbar machen.

18
Ist die fokale Abblassung des neuroretinalen Randsaums für Sie ein Vorläufer der Einkerbung des Randgewebes?

Die fokale Abblassung des temporalen Randsaums ist ein charakteristisches Zeichen einer nicht glaukomatösen Papillenschädigung. Die klinisch selten sichtbare fokale Abblassung des neuroretinalen Randsaumes im temporal unteren oder temporal oberen Papillensegment kann mit einer Papillenrandblutung assoziiert sein. Tritt eine Randblutung auf, ist sie meist Vorläufer einer Einkerbung.

19
Wie bedeutsam ist für Sie die Asymmetrie der Exkavation?

Eine Exkavationsgrößenasymmetrie begrenzten Ausmaßes kann durchaus physiologisch sein. Die Größe der Exkavation ist mit der Papillengröße korreliert, Seitenunterschiede durch variierende Skleralkanaldurchmesser besitzen keinen Krankheitswert. Die interindividuelle Variabilität der Papillengröße umfasst den Faktor 5, im intraindividuellen Vergleich beträgt der Seitenunterschied typischerweise jedoch nicht mehr als 10%. Wichtiger als die Asymmetrie ist die Unterschiedlichkeit der Konfiguration der Exkavation, wobei eine vertikale Elongation der Exkavation bei rundem Skleralkanaldurchmesser als krankheitsverdächtig anzusehen ist.

20
Wie bewerten Sie eine intrapapilläre Venendilatation/Venostase oder Gefäßschlinge?

Intrapapilläre Venendilatationen, lokale Venostasen oder Gefäßschlingen sind Zeichen einer Systemerkrankung und indizieren eine gewisse Thrombosedisposition. Bei solchen Befunden gilt es, das hämorrheologische und kardiovaskuläre Risikoprofil des Patienten genau zu untersuchen.

21

Welche Papillenänderungen sind für Sie am ehesten augeninnendruckkorreliert?

Die Unterminierung des Exkavationsrandes der Papille, Brückengefäße am Exkavationsgrund und eine ausladende Exkavation bei noch vital gefärbten Randstrukturen des neuroretinalen Randsaums lassen auf ein hohes bestehendes oder zurückliegendes Druckniveau schließen.

22
Ist für Sie der zentrale Gefäßstamm bei zunehmender Exkavation (keine Verdrängung) ein Befund für Normaldruckglaukom?

Die Verdrängung des zentralen Gefäßstammes nach nasal ist glaukomtypisch. Tritt eine sehr große erworbene Exkavation auf ohne wesentliche Verdrängung des Gefäßstammes auf, so spricht dies für augeninnendruckunabhängige, zusätzliche Pathomechanismen.

23
Sollte man bei einer Diskrepanz zwischen Gesichtsfeldbefunden und Papillenbefunden immer nach tiefen Drusen der Papille fahnden?

Der Nachweis tiefer Drusen der Papille, welche per se Gesichtsfeldausfälle machen und auch progredient sind, geschieht am einfachsten mit Ultraschall. Ein Dünnschicht-Computer-Tomogramm mit Kontrastmittel gibt zusätzlichen Aufschluss. Ist die Atrophie der Papille imponierend und der Funktionsausfall jedoch relativ gering, so spricht dies für Glaukom. Tritt der Funktionsausfall schnell auf ohne gravierende Exkavation, so spricht dies mehr für eine neuroophthalmologische Läsion im anterioren Sehbahnverlauf.

24
Welcher Papillenbefund erfordert nach Ihrer Meinung eine neuroradiologische Untersuchung?

Jede glaukomtypische Papillenläsion, die mit Cephalgien einhergeht, bedarf einer problemorientierten, neuroradiologischen Untersuchung. Wichtig ist die neuroradiologische Untersuchung auch bei der Differenzialdiagnose des Normaldruckglaukoms. Ein Hypophysenprozess, beispielsweise ein „Empty Sella Syndrom", sollte ausgeschlossen werden. Ist die Blässe des neuroretinalen Randsaums der vordergründige Befund, besteht in der Anamnese eine nicht erklärbare Papillenschwellung oder erscheint insgesamt der Papillenbefund als zu „günstig" in Relation zum zweifelsfrei zu erhebenden Funktionsverlust, ist ebenfalls eine neuroradiologische Untersuchung indiziert.

25
Welche Papillenveränderungen sind beim kindlichen Glaukom besonders wichtig?

Beim kindlichen Glaukom ist die Vergrößerung der Exkavation das entscheidende Leitsymptom. Wegen der noch geringen kollagenen Festigkeit der Stützsubstanz der Lamina cribrosa tritt bei augeninnendruckabhängiger Papillenläsion beim Kind immer eine generalisierte Vergrößerung der Exkavation auf. Im ersten und zweiten Lebensjahr ist die Exkavation durch die Dehnbarkeit der Lamina cribrosa bei Druckregulierung noch reversibel.

26
Wie unterscheidet sich die Glaukompapille bei Normaldruckglaukom vom Hochdruckglaukom?

Aus zahlreichen klinischen Studien gibt es gute Belege, dass die glaukomatöse Papillenläsion beim Normaldruckglaukom andere Charakteristika zeigt als beim Hochdruckglaukom. Beim sogenannten senil sklerotischen normotensiven Glaukom findet man klinisch eine flach schüsselförmige Exkavation mit deutlich ausgeprägten parapapillären Atrophiezonen. Beim Normaldruckglaukom mit glaukomtypischer Optikusschädigung sind in Relation zum glaukomatösen Gesichtsfeldausfall die Exkavationsränder steiler, die Exkavation ist tiefer, und ein größerer Anteil der Lamina cribrosa ist sichtbar. Die glaukomtypischen Befunde an der Papille kommen somit beim Normaldruckglaukom früher und in mittleren Stadien vor. Die Unterschiede in der glaukomatösen Papillenmorphologie beim Normaldruckglaukom sprechen dafür, dass es sich hierbei um eine vom chronischen Glaukom differente klinische Glaukomform handelt. Das Normaldruckglaukom tritt in höherem Alter auf, häufiger bei Myopie und besonders häufig bei Angiospastik-Syndrom.

27
Was sind für Sie die drei wichtigsten Differenzialdiagnosen der glaukomatösen Papillenläsion?

Wichtige Differenzialdiagnosen der glaukomatösen Papillenläsion sind neuro-ophthalmologische Papillenschäden, z. B. beim Empty-Sella-Syndrom. Auch eine viele Jahre zurückliegende traumatische Optikusläsion kann den Aspekt einer glaukomatösen Atrophie bieten. Bis zur Entwicklung einer randständigen Exkavation wird jedoch die komplette posttraumatische Abblassung des neuroretinalen Randsaums differenzialdiagnostisch hilfreich sein. Die chronische ischämische Optikoneuropathie in hohem Alter ist eine weitere wichtige Differenzialdiagnose. Bei Drusenpapille, Tilted-Disc-Syndrom, Papillenveränderungen bei hoher Myopie mit peripapillärem Staphylom und bei abortiven Kolobomformen ist es schwierig, einen koexistenten Glaukomschaden zu verifizieren.

28
Gibt es Papillenbefunde bei denen Sie auf eine ophthalmoskopische Verlaufskontrolle verzichten?

Hauptproblem der ophthalmoskopischen und biomorphometrischen Verlaufskontrolle sind Medientrübungen, die eine Beurteilung in Bezug auf signifikante Alterationen verhindern. Die Wertigkeit der morphometrischen Verlaufsbeobachtung im Endstadium der glaukomatösen Atrophie, bei Mikropapille und bei Drusenpapille bedarf weiterer Untersuchungen.

29
Sind Zeichnungen der Papillenmorphologie noch zeitgemäß?

Eine Verlaufsbeurteilung der Papille durch Zeichnungen und Skizzen ist nicht mehr zeitgemäß und wenig spezifisch. Einfache Skizzen zu sehr speziellen Befunden können jedoch durchaus nützlich sein. Dies trifft insbesondere für passagere Befunde zu, z.B. Papillenrandblutungen, arterielle Angiospastik oder Mikrothrombose.

30

Welche Papillenveränderungen entsprechen am ehesten der Redundanz im neurovisuellen System des Auges?

Papillenveränderungen, welche der Redundanz im neurovisuellen System des Auges spezifisch entsprechen, sind nicht verifiziert. Alle bekannten früh-glaukomatösen Papillenläsionen können im sogenannten „präperimetrischen Stadium" auftreten.

3. Diskussionsrunde
Funktionelle Glaukomdiagnostik

Experte im Interview:

B. Lachenmayr/München

1
Halten Sie neben den traditionellen psychophysikalischen Untersuchungsmethoden noch andere Funktionstests beim Glaukom für sinnvoll (z. B. Tonographie, Provokationstests, Elektrophysiologie)?

Die Tonographie hat in der funktionellen Glaukomdiagnostik ihren Stellenwert eingebüßt, da eine prognostische Bedeutung nicht gesichert werden konnte. Das gleiche gilt für Provokationsmethoden beim chronischen Weitwinkelglaukom. Der zuweilen noch ausgeführte Wassertrinktest ergibt durch die Volumenbelastung des Auges durch die damit verbundene Flüssigkeitszufuhr eine Augeninnendrucksteigerung, welche bei Glaukompatienten und Gesunden unterschiedlich sein kann, jedoch keinen zusätzlichen Informationswert über die Tonometrie hinaus liefert.

Elektrophysiologische Funktionsparameter wie das Muster-ERG oder das Muster-VECP stellen objektive Untersuchungsmethoden dar, welche von der Patientenantwort unabhängig sind. Sowohl das Muster-VECP, als auch das Muster-ERG liefern Aussagen über den globalen Schädigungszustand der Ganglienzellschicht und des Sehnerven und geben somit ergänzende Informationen für die Verlaufsbeobachtung des frühen Glaukomschadens. Es gibt gute Belege dafür, dass das Muster-ERG in seinen pathologischen Befunden dem Gesichtsfeldausfall vorausgeht. Gerade das Muster-ERG stellt eine wichtige Diagnostik für Früherkennung und Verlaufsbeobachtung des Glaukomschadens dar.

Der Mydriasis-Test für das chronische Weitwinkelglaukom ist obsolet. Defizite des Farbsinnes für die Erfassung früher Glaukomschäden wurden vielfach untersucht und validiert. Empfehlenswert für die Praxis ist der desaturierte Panel D15-Test, natürlich auch – falls verfügbar – der FM100 Hue-Test. Muster-ERG und Prüfung des Farbensinnes sind wichtige funktionelle Instrumente zur Erfassung einer frühen glaukomatösen Schädigung.

2
Was ist Ihre bevorzugte perimetrische Eingangsuntersuchung bei
a) der Okulären Hypertension?
b) einer Glaukomerkrankung im Frühstadium?
c) einer Glaukomerkrankung im Spätstadium?

zu a) Die bevorzugte perimetrische Eingangsuntersuchung bei der Okulären Hypertension ist ein Schwellenprogramm über wenigstens 30 Grad des zentralen Gesichtsfeldes, wobei eine verkürzte Untersuchungstechnik (z. B. SITA) in vielen Fällen legitim erscheint. Innerhalb von 30 Grad ist ein Prüfpunktraster von 76 Punkten zu fordern mit einer 6-Grad-Auflösung, wobei eine Verdichtung des Prüfpunktrasters nach zentral vorteilhaft ist, da die rezeptiven Felder des Gesichtsfeldes zum Zentrum hin kleiner werden. Überschwellige Untersuchungsprogramme in der Glaukomdiagnostik sind als völlig obsolet zu betrachten. Sie sollten in der augenärztlichen Praxis keine Anwendung mehr finden!!!
zu b) Beim Glaukomfrühstadium ist ein volles Schwellenprogramm zu bevorzugen.
zu c) Im Glaukomspätstadium ist eine problemorientierte kinetische Perimetrie mit dem Goldmann-Perimeter der automatisierten Technik überlegen. In einem sehr späten Glaukomstadium mit einer zentralen Restinsel des Gesichtsfeldes empfiehlt sich eine 10-Grad-Gesichtsfelduntersuchung oder ein Makulaprogramm, besser eine Prüfung am Perimeter nach Goldmann.

3
Was akzeptieren Sie als eine perimetrische Screening-Untersuchung?

Auch für das perimetrische Screening sollte man heutzutage keine überschwelligen Schnelltests verwenden! Es empfiehlt sich ein Schwellenprogramm mit verkürzter Untersuchungstechnik zur Reduzierung der Patientenbelastung, wie z. B. STATPAC oder SITA am Humphrey-Perimeter bzw. vergleichbare Programme an anderen Perimetern. Wenn es die Belastbarkeit des Patienten erlaubt, ist ein unverkürztes volles Schwellenprogramm zu fordern. Überschwellige Schnelltests wären nur akzeptabel für Führerscheingutachten oder neurologische Fragestellungen. Eine Mehrfachstimulusdarbietung ist nicht sinnvoll: Entsprechende Untersuchungen am DICON-Perimeter haben keinen klinischen Vorteil erbracht. Interessante Perspektiven ergeben sich bei der automatisierten kinetischen Perimetrie. Die bisherigen Neuentwicklungen einiger Hersteller sind für die klinische Routine bereits partiell anwendbar. Als Screening-Untersuchung kommt die automatisierte kinetische Perimetrie allerdings nicht in Frage.

4
Welchen Stellenwert räumen Sie Untersuchungstechniken zur Erfassung der magnozellulären Empfindlichkeit ein (z. B. Blau/Gelb-Perimetrie, Frequenzverdopplungs-Perimetrie, FDT)?

Die Blau/Gelb-Perimetrie setzt klare optische Medien voraus und ist für jüngere Glaukompatienten bis zum 50. Lebensjahr geeignet. Sie hat eine geringere dynamische Breite als die konventionelle Weiß/Weiß-Perimetrie, eine längere Untersuchungsdauer und verfügt nunmehr auch über verlässliche alterskorrigierte Normalwerte. Gerade für jüngere Glaukompatienten und Okulär Hypertensive stellt die Blau/Gelb-Perimetrie eine wertvolle Zusatzdiagnostik zur Erfassung einer frühen funktionellen Schädigung dar.

Die Frequenzverdopplungs-Perimetrie (Frequency Doubling Technique, FDT) stellt einen gut etablierten Schnelltest als Screening-Methode dar. Eine Untersuchungszeit von 1–2 Minuten hat große Vorteile, der Patient wird minimal belastet. Zudem ist der Test sehr robust gegenüber Medientrübungen. Ein Nachteil ist allerdings die geringe räumliche Auflösung. Eine Aussage über fokale kleine Defekte ist somit schwierig. Die Frequenzverdopplungs-Perimetrie ist weniger empfindlich als ein volles Schwellenprogramm der konventionellen automatisierten Perimetrie zum Auffinden früher Glaukomdefekte, insbesondere fokaler Natur, ist jedoch besser als ein überschwelliger Schnelltest.

5

Welche perimetrische Untersuchungshäufigkeit befürworten Sie
a) im Vorstadium der Erkrankung
b) im Frühstadium
c) im Spätstadium
jeweils bei kontrolliertem IOD?

Im Vorstadium der Erkrankung, also bei einem Patienten mit einem klar definierten Risikoprofil, ist eine Überprüfung des Gesichtsfeldes mindestens einmal jährlich zu fordern. Im Frühstadium der Erkrankung ist eine halbjährliche Perimetrie bei Stabilität der Befunde über längere Zeit akzeptabel. Eine perimetrische Befundänderung bedarf mindestens einer Bestätigung durch eine zusätzliche Wiederholungsuntersuchung. Die Untersuchungshäufigkeit des Gesichtsfeldes im Spätstadium hängt von der Progression der Erkrankung ab und kann individuell stark variieren. Die Regulation des Augeninnendrucks unter verschiedenen Therapiemodalitäten ist ein weiterer wichtiger Parameter für die Untersuchungshäufigkeit des Gesichtsfeldes.

6 Wie bewerten Sie die Blau/Gelb-Perimetrie in ihrer Anwendbarkeit für die augenärztliche Praxis?

Die Blau/Gelb-Perimetrie ist wegen ihrer Empfindlichkeit auf Trübungen der brechenden Medien nur bei jüngeren Glaukompatienten sinnvoll. Jenseits des 50. Lebensjahres steigt die Untersuchungsvariabilität stark an. Für jüngere Glaukompatienten und Okulär Hypertensive liefert die Blau/Gelb-Perimetrie eine wichtige Information über den funktionellen Glaukomschaden. Viele der modernen automatisierten Perimeter verfügen über die Möglichkeit einer Blau/Gelb-Perimetrie für die Glaukomfrühdiagnostik.

7
Wie bewerten Sie die Frequenzverdopplungs-Perimetrie (FDT) in Empfindlichkeit und Sensitivität für die Glaukomfrühdiagnose?

Die Frequenzverdopplungs-Perimetrie (FDT) ist eine schnelle Untersuchungstechnik des zentralen Gesichtsfeldes. Sie ist im Gegensatz zur konventionellen Perimetrie weitgehend unabhängig vom Zustand der optischen Medien (Katarakt etc.). Spezifität und Sensitivität sind für eine Screening-Untersuchung durchaus akzeptabel. Geringe frühe relative Defekte im Gesichtsfeld lassen sich allerdings nicht mit ausreichender Sicherheit erfassen. Allerdings ist sie eine sehr patientenfreundliche Untersuchungstechnik und im Glaukom-Screening sicher besser als eine überschwellige Perimetrie: so liegt die Untersuchungszeit pro Auge nur bei 1–2 min, also wesentlich niedriger als bei der konventionellen Perimetrie (selbst bei Verwendung von beschleunigter Strategie oder überschwelligen Programmen).

8
Was ist Ihre bevorzugte perimetrische Untersuchungstechnik bei der Verlaufskontrolle der manifesten Erkrankung?

Die bevorzugte perimetrische Untersuchungstechnik bei der Verlaufskontrolle des manifesten Glaukoms ist ohne Zweifel das volle Schwellenprogramm des zentralen Gesichtsfeldes mit einem automatisierten Perimeter (30-2, 30-S etc.), evtl. unter Verwendung eines zentral verdichteten Prüfpunktrasters. Bei massiven Gesichtsfeldschäden sollte auf die manuell-kinetische Untersuchung am Perimeter nach Goldmann gewechselt werden.

9
Was halten Sie von Schwellenprogrammen mit verkürzter Strategie (z. B. SITA)?

Grundsätzlich gilt, dass jede Verkürzung der Untersuchungszeit einen Verlust an Untersuchungsgenauigkeit bedingt. Die Patienten-Compliance für die Perimetrie macht jedoch in vielen Fällen eine Verkürzung der Untersuchungszeit erforderlich. Bei SITA erscheinen die Defekte bisweilen kleiner und flacher als bei einem vollen Schwellenprogramm. Es ist daher vorteilhaft, einen Befund mit verkürzter Untersuchungsstrategie mit einem vollen Schwellenprogramm abzusichern bzw. im Rahmen der Verlaufsbeobachtung zwischen der vollen Strategie und der beschleunigten Strategie zu wechseln. Ein grundsätzliches Problem bleibt, dass der Schätzalgorithmus für benachbarte Prüfpunkte eine Unterschätzungstendenz der Schwellenwerte impliziert und daher die Genauigkeit prinzipiell schlechter ist als bei der vollen Schwellenstrategie.

10
Was sind Ihre Kriterien der perimetrischen Progression?

Hierzu gibt es viele Kriterien. Akzeptabel erscheint ein Verlust von mehr als 4 dB in zwei benachbarten Prüfpunkten oder ein Verlust von mehr als 10 dB in einem Prüfpunkt, wenn diese bei der Wiederholungsuntersuchung reproduzierbar sind. Unter der Voraussetzung guter Zuverlässigkeitsparameter bei der Gesichtsfeldprüfung (falsch-positive Antworten, falsch-negative Antworten, Fixationskontrollen) ist die Mittlere Defekttiefe (Mean Deviation, Mean Defect MD) ein wichtiges Kriterium zur Beurteilung einer möglichen Progression. Bei kritischer Bewertung der Zuverlässigkeitsparameter gilt eine dreimalige, uni-direktionale Änderung des MD-Wertes als eine zuverlässige Progression des Gesichtsfeldausfalls. Zusätzlich muss natürlich auf die Progression von lokalen Defekten anhand der Empfindlichkeitswerte der einzelnen Prüfpunkte geachtet werden, vor allem dann, wenn Gesichtsfelddefekte unmittelbar parazentral stehen und die Fixation bedrohen.

11
Halten Sie statistische Auswertungsprogramme für sinnvoll?

Statistische Auswertungsprogramme für die glaukomorientierte Perimetrie sind für die Verlaufskontrolle sinnvoll. Hierbei gibt es von den verschiedenen Geräteherstellern entsprechende Software, z.B. die GATT-Darstellung nach WEBER mit einer guten Visualisierung von Veränderungen im Gesichtsfeld (Progression oder Verbesserung). Hilfreich sind insbesondere Verlaufsdarstellungen der wichtigsten Untersuchungsdaten, wie etwa die Box-Plot-Darstellung, die Sequenzdarstellung der kumulativen Defektkurven (BEBIE-Kurven) und die zeitliche Regression über globale Indizes (z.B. Mean Deviation oder Mean Defect MD, Corrected loss Varation CLV, Corrected Pattern Standard Deviation CPSD, Short Term Fluctuation SF etc.).

Das „Progressor"-Programm berechnet eine lineare-Regression für jeden Einzelpunkt des Gesichtsfelds im Gegensatz zu anderen Auswertungsprogrammen, welche Cluster-Analysen bevorzugen.

Die sogenannten „Experten-Systeme" sind klinisch nicht nützlich. Sie sind als Interpretationshilfen von Gesichtsfeldveränderungen gedacht. Die Interpretation eines Befundes von Krankheitswert bei der Perimetrie ist jedoch eine augenärztliche Tätigkeit und kann fachgerecht nur unter Einbeziehung aller klinischer Befunde geschehen! „Experten-Systeme" sollten daher von Augenärzten nicht verwendet werden.

12
Was sind für Sie die drei häufigsten Ursachen perimetrischer Artefakte?

Die drei wichtigsten Ursachen für perimetrische Artefakte sind eine zu geringe Pupillenweite, Linsentrübungen und eine nicht auf den Untersuchungsabstand korrigierte Ametropie (Refraktionsfehler). Weitere häufige Ursachen perimetrischer Artefakte sind ein hängendes Oberlid oder ein inadäquater Abstand des Probierglases für die Nahkorrektur vor dem Auge des Patienten.

13
Für wie bedeutsam halten Sie einen globalen Index zur Bewertung der räumlichen Variabilität der Schwellenwerte im Rahmen der Glaukomperimetrie (z. B. Corrected Loss Variance CLV)?

Der klinisch verwendete Parameter zur Beurteilung der räumlichen Variabilität der Schwellenwerte (z. B. Corrected Loss Variance CLV oder Corrected Pattern Standard Deviation CPSD) hat praktisch nur nachrangigen Stellenwert. Er ist ein Indikator für das Vorliegen lokaler, steilwandig begrenzter Defekte. Er liefert keine Aussage über den diffusen Gesichtsfeldschaden. CLV oder CPSD bieten keinen nennenswerten Vorteil gegenüber der kumulativen Defektkurve (Bebie-Kurve).

14
Welchen Zuverlässigkeits-Indizes vertrauen Sie bei der Perimetrie?

Die verschiedenen „Zuverlässigkeits-Indizes“ für die automatisierte Perimetrie sind unterschiedlich zu bewerten. Am bedeutsamsten sind die „falsch-positiven Antworten“, am zweiter Stelle stehen die Fixationskontrollen, während die „falsch-negativen Antworten“ am wenigsten zuverlässig sind.

15
Akzeptieren Sie Flimmerfusionsfrequenz oder Bewegungsschwellenperimetrie in der perimetrischen Routine?

Die Untersuchung der Flimmerfusionsfrequenz und die Bewegungsschwellenperimetrie sind weitgehend unabhängig vom Zustand der optischen Medien. Dies ist ihr ganz entscheidender Vorteil gegenüber der klinisch üblichen statischen Weiß/Weiß-Perimetrie. Daher wären sie besonders geeignet für die Untersuchung von älteren Glaukompatienten, welche häufig Linsentrübungen aufweisen. Die Untersuchungsdauer ist vergleichbar der einer Schwellenperimetrie, zumindest dann, wenn ebenfalls genaue Schwellenprogramme Anwendung finden. Die Frequenzverdopplungs-Perimetrie (FDT) allerdings erfordert lediglich eine deutlich kürzere Untersuchungszeit. Vor- und Nachteile sind gut definiert, es fehlt jedoch ein marktfähiges Gerät.

16
Ist für Sie der diffuse Gesichtsfeldschaden ein Glaukomkriterium?

Es gibt sehr wohl eine diffuse Schädigung des zentralen Gesichtsfeldes in Rahmen des Glaukoms, welche bevorzugt bei hohen Augeninnendruckwerten auftritt. Dies ist beispielsweise der Fall beim Pigmentdispersionsglaukom, beim Steroidglaukom des jüngeren Patienten sowie beim Pseudoexfoliationsglaukom, wo sehr starke Augendruckschwankungen auftreten können und in kurzer Zeit eine generalisierte neuronale Läsion mit einem diffusen Gesichtsfeldschaden entstehen kann. Diffuse Gesichtsfeldläsionen müssen allerdings von Artefakten differenziert werden. Der Nachweis eines diffusen Schadens des zentralen Gesichtsfeldes mit klinschen Konsequenzen verlangt deshalb ein hohes Maß an Artefaktüberwachung. Am besten geeignet für die praktische Beurteilung des diffusen Gesichtsfeldschadens ist die kumulative Defektkurve (Bebie-Kurve), natürlich auch der globale Index MD (Mean Defect oder Mean Deviation).

17
Wann sehen Sie eine Indikation für die kinetische Perimetrie?

Eine gute Indikation für die kinetische Perimetrie ist das Glaukomspätstadium, wenn die Schwellenperimetrie für den Patienten zu belastend oder frustierend wird, da zu viele Prüfpunkte in dem für den Patienten blinden Bereich liegen. Generell verbleibt bei schlechter Mitarbeit des Patienten am Automaten nur die kinetische Perimetrie für die Verlaufskontrolle. Auch bei neurologischen Fragestellungen ist die kinetische Perimetrie oftmals der automatischen statischen Perimetrie überlegen. Sie ist optimal bei allen Fragestellungen, welche die äußere Gesichtsfeldperipherie betreffen.

18
Wann geben Sie der Morphometrie der Papille, wann der Perimetrie eine diagno-stische Präferenz?

Bei einem sehr späten Glaukomstadium ist der Überprüfung des Restgesichtsfeldes für die Verlaufskontrolle der Vorzug gegenüber der Morphometrie zu geben. Bei frühen Stadien können morphometrische und psychophysikalische Untersuchungsmethoden als gleichwertig betrachtet werden. Bei einer Makropapille wie auch bei einer Mikropapille kann die Morphometrie jedoch unsicher werden, weshalb auch hier trotz eines Frühstadiums die Perimetrie wichtig ist.

19
Unter welchen Umständen verzichten Sie auf die Perimetrie (z. B. Papillenanomalie)?

Auf eine Perimetrie zu verzichten ist nur legitim bei absoluter Non-Compliance des Patienten. Das gleiche gilt für tiefe Amblyopie, Nystagmus oder dichte Katarakt, also Zustände, die keine vernünftige Perimetrie zulassen. Bei sehr schweren Ausprägungen der verschiedenen Papillenanomalien, welche per se mit massiven Gesichtsfeldveränderungen einhergehen können, ist die Perimetrie ebenfalls ein fragwürdiger Verlaufsparameter.

20
Welche Anspüche stellen Sie an den Kenntnisstand Ihrer Perimetristin?

Eine gute Perimetristin sollte die Refraktion des Patienten vor der Perimetrie richtig bestimmen und die korrekte, auf den Untersuchungsabstand abgestimmte Glaskorrektur wählen. Sie sollte mit dem Untersuchungsablauf gut vertraut sein und diesen konsequent überwachen. Sowohl Patient, als auch Perimetristin sollten über das Untersuchungsziel und den Untersuchungsweg gut unterrichtet sein. Die Perimetristin sollte die unterschiedlichen perimetrischen Methoden kennen und ihre problemorientierte Anwendung verstehen.

21
Wann halten Sie eine perimetrische Verlaufskontrolle nicht mehr für sinnvoll (z. B. Glaukom und Katarakt)?

Eine Schwellenperimetrie bei einem Visus unter 0,2 mit automatisiertem Untersuchungsablauf ist wenig sinnvoll. Bei diesem Visus oder darunter ist der kinetischen Perimetrie mit glaukomorientierter Untersuchungstechnik der Vorzug zu geben.

22
Kann Ihrer Meinung nach das multifokale ERG eine Ergänzung der Perimetrie oder der Morphometrie sein?

Das multifokale Elektroretinogramm stellt eine vielversprechende Untersuchungstechnik dar. Es bestehen jedoch noch wenige klinische Erfahrungen, insbesondere in einem prospektiven Studiendesign. Langfristig könnte sich hier eine objektive Perimetrie anbahnen. Derzeit ist für die klinische Routine die Technik noch nicht ausgereift, die Amplituden sind so gering und entsprechen nur ca. 1/1000 des Muster-ERGs. Entsprechend schwierig ist die Ableitungstechnik. Das multifokale ERG ist relativ störfällig gegenüber Trübungen der brechenden Medien. Dies könnte sich allerdings bei Einführung eines multifokalen ERGs mit Laser-Scannern ändern, die von den brechenden Medien des Auges weitgehend unabhängig sind.

23
Was ist für Ihre Therapieentscheidung am wichtigsten: IOD, Papille oder Gesichtsfeld?

Unter Berücksichtigung aller heutigen Kenntnisse zur Pathophysiologie und Verlauf der Erkrankung sind Papille und Gesichtsfeld in ihrer diagnostischen Wertstellung vorrangig gegenüber dem Augeninnendruck. Die Abwägung Papille versus Gesichtsfeld wird stadienabhängig entweder der Papille oder dem Gesichtsfeld einen gewissen Vorrang einräumen.

24
Was sind Ihre Kriterien für einen ersten Gesichtsfeldausfall?

Ohne Zweifel ist der sogenannte nasale Sprung eine frühe Gesichtsfeldveränderung. Relative Ausfälle im Bjerrumbereich mit Clusterbildung repräsentieren ebenfalls einen frühen Gesichtsfeldausfall. Trendmäßige Veränderungen des gesamten Gesichtsfelds sind durch geeignete globale Indizes, wie z. B. Mean Defect oder Mean Deviation gut einzuschätzen. Die Bewertung früher fokaler Gesichtsfeldausfälle erfordert eine genaue Analyse aller Schwellenwerte im zentralen Gesichtsfeld. Wenn hier Cluster von benachbarten Prüfpunkten mit auffälligen Schwellenwerten auftreten, ist Gefahr im Verzug.

25
Wie differenzieren Sie Ihre Befunde gegenüber Übungs- und Ermüdungseffekten?

Ist die perimetrische Performance beim ersten untersuchten Auge sehr viel besser als beim zweiten, so ist ein Ermüdungseffekt wahrscheinlich. Ermüdungseffekte sind oftmals an Hand der Zuverlässigkeitsindizes darstellbar, allerdings nicht immer. Morphologisch nicht erklärbare Veränderungen in der Perimetrie sprechen eher für einen Übungseffekt. Sowohl Übungs-, als auch Ermüdungseffekte in der Perimetrie verlangen eine mindestens zweimalige Reproduzierbarkeit einer Gesichtsfeldveränderung für eine zuverlässige Absicherung einer Änderung des Gesichtsfeldes: im Zweifelsfall entscheidet die Wiederholung des Gesichtsfelds (am besten dann mit dem linken Auge zuerst!).

26
Wann befürworten Sie eine kurzfristige Wiederholung der Perimetrie zur Bestätigung der Reproduzierbarkeit der Befunde?

Eine Wiederholung der Gesichtsfeldprüfung zur Bestätigung der Reproduzierbarkeit eines Befundes, der gravierende therapeutische Konsequenzen nach sich ziehen würde, ist kurzfristig in einem Zeitraum von 1–4 Wochen ratsam. Es muss ein Kompromiss zwischen klinischer Notwendigkeit und Belastbarkeit des Patienten gefunden werden.

27
Verwenden Sie mehr als eine perimetrische Untersuchungstechnik, wenn ja, welche?

Bezüglich Verfügbarkeit perimetrischer Untersuchungsmethoden ist die automatische Schwellenperimetrie in der klinisch üblichen Weiß/Weiß-Modalität an erster Stelle zu nennen. Aus den bereits genannten Gründen ist eine kinetische Perimetrie mit dem Goldmann-Perimeter in vielen Fällen unabdingbar. Zur Erfassung frühester Schadenszeichen ist die Blau/Gelb-Perimetrie vorteilhaft. Viele moderne Perimeter bieten dies als Zusatzausstattung. Im Screening-Bereich ist die Frequenzverdoppelungs-Perimetrie (FDT) eine wertvolle Untersuchungstechnik.

28
Welche Form der Papillendokumentation halten Sie für eine optimale Absicherung Ihrer perimetrischen Befunde?

Eine seitenvergleichende Biomorphometrie mit einem Laser-Scanning-Tomographen (z. B. Heidelberg Retina Tomograph, HRT) zur Absicherung perimetrischer Befunde ist zeitgemäßer Standard. Die Ergänzung der Morphometrie mit einer guten Papillenfotographie wäre optimal.

29
In welcher zeitlichen Folge perimetrieren Sie nach Papillenrandblutungen oder Ausfällen der Nervenfaserschicht?

Beim Auftreten einer Papillenrandblutung sollte man einige Wochen danach und dann im Abstand von 3 Monaten perimetrieren, da der Randblutung in unterschiedlicher zeitlicher Latenz fast immer ein fokaler Ausfall der Papille und/oder des Gesichtsfelds folgt. Liegt ein Glaukom ohne Hochdruck vor mit einem definierten kardiovaskulären oder hämorheologischen Risikoprofil, so kann auch eine häufigere Perimetrie notwendig sein.

30
Welche Zukunft sehen Sie für die perimetrische Diagnostik und Verlaufskontrolle der Glaukome?

Entscheidende neue Perspektiven in der perimetrischen Untersuchungstechnik sind nicht erkennbar. Sowohl bezüglich der Gerätetechnik, als auch der Untersuchungsmethode, des zeitlichen Untersuchungsaufwandes und der statistischen Auswertungsprogramme scheint eine ausgewogene Reife erreicht, die durch neue technische Entwicklungen, welche bereits für die klinische Routine in Frage kommen könnten, derzeit nicht abgelöst werden.

4. Diskussionsrunde
Medikamentöse Glaukomtherapie

Experte im Interview:

M. Diestelhorst/Köln

1

Vorausgesetzt es bestehen keinerlei Kontraindikationen gegen die verfügbaren Antiglaukomatosa, was ist Ihr Mittel der ersten Wahl und warum?

Ein Glaukommedikament der ersten Wahl, sofern keine spezifischen Kontraindikationen bestehen, bemisst sich an Wirkungsstärke, Nebenwirkungsprofil, Applikationsfrequenz und pharmazeutischer Qualität der Zubereitung. Einem Wirkungsmechanismus, der den erschwerten Abfluss von Kammerwasser verbessert, ist gegenüber sekretionsmindernden Wirkstoffen der Vorzug zu geben. Eine einmal tägliche Applikation hat Vorteile für die Patienten-Compliance wie auch für die Lebensqualität des Patienten. Die augeninnendrucksenkende Wirkung entscheidet über die Wahrscheinlichkeit, einen vorgegebenen, individuellen Zieldruck zu erreichen. Besteht eine ischämische Komponente der Pathogenese, so sind vasokonstriktive Nebenwirkungen oder kardiodepressive Wirkungen der Glaukommedikation zu vermeiden. Die ausgewogene Berücksichtigung dieser Aspekte ergibt beim individuellen Patienten das Mittel der ersten Wahl, ein Kompromiss aus den individuellen Ansprüchen des Glaukompatienten und dem pharmakologischen Profil des Medikamentes.

2
Vorausgesetzt es bestehen außer erhöhtem IOD keine weiteren Risikofaktoren für die Entstehung eines Glaukoms, bei welchem IOD beginnen Sie die medikamentöse Therapie?

Besteht ein erhöhter Augeninnendruck als alleiniger Risikoparameter für die Entwicklung einer Glaukomerkrankung, so können Augeninnendruckwerte bis 27 mmHg unter gesicherter, sorgfältiger Verlaufskontrolle toleriert werden. Im Lichte des Krankheitswertes eines erhöhten Augeninnendruckes und der zur Verfügung stehenden Behandlungsmöglichkeiten sollten Augendruckwerte darüber immer therapiert werden. In diesem Zusammenhang gilt es auch zu bedenken, dass retinale venöse Verschlusserkrankungen bei erhöhtem Augeninnendruck wesentlich häufiger sind als bei physiologischen Druckwerten. Die Senkung des Augeninnendruckes zielt somit nicht ausschließlich auf die Glaukomprävention, sondern mindert auch das Risiko retinaler Gefäßverschlüsse.

3
Bei erhöhtem IOD und weiteren, belegten Risikofaktoren, wann beginnen Sie mit der medikamentösen Therapie?

Bestehen neben dem erhöhten Augeninnendruck weitere Risikoparameter für das Entstehen einer Glaukomerkrankung, so sollte bereits ein Augeninnendruck von 22 mmHg gesenkt werden. Im Falle eines progredienten Normaldruckglaukoms sind „tief-normale" Augendruckwerte anzustreben, das heißt, auch ein Augeninnendruck von 18 mmHg bedarf der weiteren Drucksenkung. Dies haben prospektive Therapiestudien des Normaldruckglaukoms und von Glaukomspätstadien schlüssig bewiesen. Neben der absoluten Augeninnendruckhöhe spielt die Schwankungsbreite des Augeninnendruckes eine wichtige Rolle. Eine pathologische Schwankungsbreite im Tagesprofil hat Krankheitswert und bedarf der Berücksichtigung bei der Beurteilung des Augeninnendruckes als Risikofaktor der Glaukompathogenese.

4
Welchen Aspekten innerhalb des pharmakologischen Profils eines Antiglaukomatosums geben Sie Präferenz bei Ihrer Therapie-Entscheidung?

Wichtige Aspekte des pharmakologischen Profils eines Antiglaukomatosums bei der Auswahl für eine medikamentöse Therapie sind die Applikationsfrequenz, der Wirkungsmechanismus, der den Abfluss fördern sollte, eine augeninnendrucksenkende Wirkung von 30% des Ausgangsdruckniveaus, das Nebenwirkungsprofil, das Fehlen von Konservierungsstoffen und vasokonstriktiver oder kardiodepressiver Nebenwirkungen.

5
Welche Arzneimittelwirkungen eines Antiglaukomatosums halten Sie für prospektiv gut gesichert? (Z.B. IOD-Senkung, Neuroprotektion, Durchblutungsverbesserung)

Von den unterschiedlichen Arzneimittelwirkungen eines Antiglaukomatosums ist bisher ausschließlich die Augeninnendrucksenkung in prospektiven Therapiestudien mit geeigneter Teststärke gesichert. Die Neuroprotektion in der Glaukomtherapie wird vielfach geprüft, in experimentellen Studien ergeben sich interessante Aspekte, die klinische Beweisführung steht jedoch noch aus. Dies mag sich ändern. Es gibt auch gute Belege dafür, dass Antiglaukomatosa in unterschiedlicher Weise die okuläre Perfusion beeinflussen können. Die klinische Relevanz ist jedoch in prospektiven Therapiestudien ebenfalls nicht gesichert. Einmütigkeit besteht darüber, dass bei Glaukomerkrankungen mit einem kardiovaskulären oder hämorheologischen Risikoprofil vasoaktive Substanzen tunlichst zu vermeiden sind.

6
Welche der verfügbaren Antiglaukomatosa halten Sie für selten indiziert oder gar verzichtbar?

Aus der vorangegangenen Diskussion ergibt sich, dass Adrenalin-Derivate in der Glaukomtherapie kaum mehr zeitgemäß sind. In der Substanzgruppe der Alpha-2-Agonisten erscheint Clonidin ebenfalls nicht mehr zeitgemäß, seine blutdrucksenkende Wirkung durch die ZNS-Gängigkeit der Substanz und seine lokal vasokonstriktive Wirkung machen es gegenüber neueren Substanzen dieser Wirkstoffgruppe unterlegen. Guanethidin-Augentropfen haben keinen Indikationsbereich mehr, ebenso wie starke Miotika (z.B. irreversible Cholinesterasehemmer, Pilokarpin 4%). In seltenen Fällen eines therapierefraktären Aphakieglaukoms mit nur sehr risikoreichen Operationsoptionen kann ein starkes Miotikum noch indiziert sein.

7
Was ist bevorzugter Wirkunsmechanismus der pharmakotherapeutischen IOD-Senkung?

Grundsätzlich ist ein Wirkstoff, der den Abfluss/die Fazilität für Kammerwasser fördert, einem sekretionsmindernden Antiglaukomatosum vorzuziehen. Bei den abflusseffektiven Pharmaka ist die Steigerung des trabekulären Abflusses genauso sinnvoll wie die des uveoskleralen Abflusses. Die Sekretionsminderung ist bei primären Offenwinkelglaukomen ein nachrangiger Wirkungsmechanismus, insbesondere da ein Hypersekretions-Glaukom nicht nachgewiesen werden konnte.

8 Wo sehen Sie besondere Perspektiven der medikamentösen Glaukomtherapie?

Interessante Perspektiven der medikamentösen Glaukomtherapie konzentrieren sich auf Neuroprotektion, Endothelin-Blocker, eventuell Cannobinoide, neue Medikamententräger oder Behandlungsprinzipien, welche die Compliance des Patienten unterstützen.

9
Was ist Ihre Präferenz bei medikamentös nicht reguliertem IOD, Therapiewechsel oder Kombination?

Grundsätzlich sollte die Präferenz bei medikamentös nicht reguliertem Augeninnendruck der Therapiewechsel sein, wenn die gewählte Wirksubstanz mehr Wirkungsstärke verspricht. Auch gilt es zu bedenken, dass das Allergisierungsrisiko gegen eine Vielfachtherapie spricht. Eine mangelnde Compliance des Glaukompatienten favorisiert eher den Therapiewechsel als eine Kombination mit weiteren Wirkstoffen, welche das Behandlungsschema komplizieren würde. Ein wichtiger Aspekt bei einer Vielfachkombination ist auch die zunehmende Belastung mit Konservantien mit den Risiken einer Allergisierung bis hin zum Pseudo-Pemphigoid der Bindehaut.

10 Was ist Ihr Konzept der „maximalen, medikamentösen Therapie"?

Das Konzept der „maximalen, medikamentösen Therapie" hat in den vergangenen Jahren erheblichen Wandel erfahren. Die Compliance des älteren Glaukompatienten ist bezüglich einer Vielfachtherapie begrenzt. Realistisch erscheint die Handhabung von zwei Medikamententrägern, welche auch eine fixe Kombination enthalten können. Dabei ist eine 1–2× tägliche Applikation anzustreben. Ein zeitgemäßes Konzept einer maximalen medikamentösen Glaukomtherapie wäre daher: drei Wirkstoffe in zwei Medikamententrägern, 2× täglich zu applizieren.

11
Wie beurteilen Sie die Compliance bei Ihrem medikamentös behandelten Glaukompatienten?

Es gibt eine Reihe von Indizien für Non-Compliance des Glaukompatienten. Klärung bringt zuweilen ein einseitiger Therapieversuch, ein Tagesdruckprofil nach einer Medikamentenpause, der Füllungszustand mitgebrachter Medikamententräger, auffällige Unterschiedlichkeiten der Rezeptfolge, ausbleibende Miosis nach Verordnung eines Miotikums. Compliance-fördernd wirken die ausführliche Aufklärung des Patienten, die Demonstration der Medikamentenapplikation, ebenso die Aufklärung von Familienangehörigen und die sachgerechte Unterrichtung des Hausarztes bezüglich des Therapieschemas einschließlich möglicher Nebenwirkungen.

12 Wir klären Sie Ihren Patienten zu Beginn der medikamentösen Glaukomtherapie auf?

Unerlässlich bei der Aufklärung des Glaukompatienten zu Therapiebeginn ist ein ausführliches persönliches Aufklärungsgespräch, das durch die Aushändigung einer ausführlicheren Glaukombroschüre unterstützt werden sollte. Wichtig ist eine Demonstration der Medikamentenapplikation nach individuellen Ansprüchen des Patienten. Werden die Glaukommedikamente durch Dritte (z.B. Familienangehörige) appliziert, so sind diese in die Aufklärung einzubinden. Die Verwandten des Patienten sollten über die regelmäßige Medikamentenanwendung, Nebenwirkungen und das Therapieschema unterrichtet werden, soweit sie für die Compliance des Patienten Verantwortung tragen. Sehr günstig ist Aufklärungsmaterial per Video, das sich der Patient wiederholt ansehen kann.

13
Wie hoch und für welche Wirkstoffe schätzen Sie die Allergisierungsquote durch Antiglaukomatosa?

Die langfristige Allergisierungsquote durch Antiglaukomatosa kann auf 5–10% geschätzt werden. Ein großer Anteil der Kontaktsensibilisierung geht auf Kosten von Konservantien. Dorzolamid-Augentropfen und Brimonidin Augentropfen haben ein etwa 10–14%iges Risiko einer Kontaktsensibilisierung in Form einer follikulären Konjunktivitis. Brinzolamid-Augentropfen in der Wirkstoffgruppe topischer Carboanhydrasehemmstoffe sollen aufgrund der pharmazeutischen Zubereitung eine geringe Re-Allergisierungsrate haben.

14
Welche Wirkstoffe bevorzugen Sie bei dem operativ nicht IOD-reguliertem Glaukompatienten?

Falls nach einer Filtrationsoperation erneut ein medikamentöser Therapiebedarf auftritt, sollten zur Schonung der Filtrationsregion Sekretionshemmstoffe vermieden werden. Hier sind abflussfördernde Medikamente wie $PGF_{2\alpha}$-Analoga vorzuziehen. Bei geeigneter Pigmentierung des Kammerwinkels ist auch eine zusätzliche Lasertrabekuloplastik denkbar. Die Möglichkeiten einer maximalen medikamentösen Therapie sind begrenzt, da die Funktionsprognose einer Re-Operation gemindert würde. Es ist günstiger einen erneuten Eingriff frühzeitig zu planen als über eine entzündliche Reaktion der Bindehaut die Operationsprognose zu reduzieren.

15
Wie definieren Sie den „Zieldruck" bei Ihrem Glaukompatienten?

Parameter, welche den „Zieldruck" bei dem Glaukompatienten definieren, sind im Wesentlichen die Progression der Erkrankung, die Höhe des Augeninnendruckes zum Zeitpunkt der Sehnervenschädigung wie auch die Geschwindigkeit der Progression. Umfangreiche epikritische Studien belegen, dass in der Regel eine mindestens 30% Augendrucksenkung des unbehandelten Augeninnendruckes notwendig ist, um eine Progression in der gewünschten Wahrscheinlichkeit zu vermeiden (AGIS Studie).

16
Welche Wirkstoffe halten Sie in Ihrer augendrucksenkenden Wirkung für gleichwertig?

In der augendrucksenkenden Wirkung gleichzusetzen sind Substanzen mit identischem Wirkungsmechanismus wie Prostaglandin-$F_{2\alpha}$-Derivate und Prostamide. Die verschiedenen Wirkstoffe in der Gruppe der Betablocker lassen einen gleichwertigen Effekt erwarten, wobei Betaxolol-Augentropfen in dieser Gruppe schwächer wirksam sind. In der Wirkstoffgruppe der Alpha-2-Agonisten ist Brimonidin überlegen. Unter den verfügbaren Antiglaukomatosa ist derzeit Latanoprost am stärksten wirksam, gefolgt von Brimonidin, deutlich überlegen den topischen Betablockern.

17
Welchen Wirkstoffen geben Sie bei juvenilen Glaukomen den Vorzug?

Die Therapie des juvenilen Glaukoms ist überwiegend operativ. Ist eine Operationsindikation kritisch zu sehen, lässt Latanoprost einen günstigen Effekt erwarten, wenn die Problematik einer Irishyperpigmentierung akzeptiert werden kann. Auch Brimonidin ergibt einen günstigen Effekt beim juvenilen Glaukom, die langfristige Anwendung ist jedoch durch die bei jüngeren Patienten ausgeprägte reaktive Bindehauthyperämie und relativ häufige, follikuläre Konjunktivitis begrenzt. Säuglinge sollten wegen der instabilen Blut-Hirnschranke nicht mit Brimonidin behandelt werden!

18
Welche Kombination von Antiglaukomatosa halten Sie für sinnvoll? Bevorzugen Sie fixe Kombinationen oder mehrere Einzelpräparate?

Grundsätzlich sind fixe Kombinationen bei der Kombinationstherapie des chronischen Glaukoms vorzuziehen. Dies bedeutet eine Einsparung von Konservantien gegenüber den getrennten Zubereitungen, ein einfacheres Therapieschema und damit Vorteile bezüglich der Compliance und auch Vorteile für die Lebensqualität. Wirksame Kombinationen sind Alpha-2-Agonisten und Prostaglandin-Derivate, Miotika und Betablocker, Prostaglandin-Derivate und Betablocker. Bei einem Betablockeranteil einer fixen Kombination sind das kardiovaskuläre und pulmonale Risikoprofil des zu behandelnden Patienten wohl zu berücksichtigen. Prostaglandin-Derivate in Verbindung mit topischen Carboanhydrasehemmern ergeben auch eine begrenzte Additivität.

19
Wann wechseln Sie von der medikamentösen Therapie zur Lasertrabeuloplastik? Wie häufig ist eine postoperative, medikamentöse Therapie nötig?

Ist die medikamentöse Therapie nicht ausreichend und besteht eine hinreichende Sensitivität der trabekulären Strukturen auf eine Laserbehandlung, so ist eine Lasertrabekuloplastik legitim. Es gilt jedoch zu bedenken, dass die LTP die Operationsprognose reduziert. Erscheint eine Glaukomoperation mittelfristig unvermeidlich, so sollte man auf die LTP besser verzichten. Sehr selten ist der Augeninnendruck mit einer LTP alleine zu regulieren. In der Mehrheit ist eine begleitende medikamentöse Therapie notwendig. Es bedarf der Aufklärung des Patienten, der eine medikamentöse Therapiefreiheit wünscht, dass dies mit einer LTP nur selten zu erreichen ist.

20
Wie therapieren Sie den Glaukompatienten mit einem kardiovaskulären/hämorheologischen Risikoprofil?

Die Behandlung eines Glaukompatienten mit einem kardiovaskulären/hämorheologischen Risikoprofil schränkt die Medikamentenauswahl ein. Substanzen mit kardiodepressiven Nebenwirkungen oder vasokonstriktiven Nebenwirkungen sind tunlichst zu vermeiden. Dies trifft für die Betablocker zu und im begrenzten Maße auch für Alpha-2-Agonisten.

21 Welcher Wirkstoff ist für Sie der Referenzstandard für andere Antiglaukomatosa und warum?

Lange Zeit war der Betablocker Timolol ein Referenzstandard für die vergleichende Wirksamkeit anderer Antiglaukomatosa. Der Grund hierfür ist die weltweite Verbreitung dieses Wirkstoffes und die damit verbundene sehr große klinische Erfahrung. Prostaglandinderivate sind stärker augendrucksenkend als Betablocker und es ist nicht verwunderlich, dass innerhalb dieser Substanzgruppe der Wirkstoff mit den umfangreichsten klinischen Erfahrungen, Latanoprost, zu einer neuen Referenzsubstanz wird.

22
Ist für Sie das pharmakologische Profil der verschiedenen Betablocker klinisch relevant?

Unterschiede im pharmakologischen Profil der verschiedenen Betablocker sind im wissenschaftlichen Experiment gut belegbar. Die klinische Bedeutung dieser Unterschiede ist jedoch strittig. Beta-1-selektive Wirkstoffe, wie z.B. Betaxolol, haben Vorteile bei unspezifischen, broncho-obstruktiven Erkrankungen, sind jedoch dennoch bei asthmatischen Glaukompatienten kontraindiziert. Dies liegt daran, dass eine Rezeptorspezifität niemals absolut ist und auch für einen Beta-1-selektiven Blocker eine Beta-2-Aktivität besteht, die einen Asthmaanfall auslösen kann. Ein Vorteil der intrinsisch-sympathomimetischen Aktivität eines Betablockers ist klinisch schwer zu verifizieren. Das gleiche gilt für unterschiedliche Plasmahalbwertszeiten und damit unterschiedliche Effekte auf das Lipidprofil. Wenngleich Differenzen im pharmakologischen Profil Überlegungen zu Vor- und Nachteilen legitimieren, bedeutet dies nicht, dass sie von klinischer Bedeutung sind.

23
Ist für Sie das unterschiedliche pharmakologische Profil der verschiedenen Carboanhydrasehemmstoffe klinisch relevant?

Bei der vergleichenden klinischen Wertigkeit verschiedener topischer Carboanhydrasehemmstoffe ist die galenische Zubereitung ein hervorzuhebender Aspekt. So ist die Zubereitung von Brinzolamid in seinem pH-Bereich verträglicher, die Allergisierungsquote geringer. Die Wirksamkeit ist jedoch identisch. Ergebnisse belegen, dass Brinzolamid in der gegebenen pharmazeutischen Zubereitung einen höheren Wirkstoffsspiegel in der Vorderkammer erreicht. Dies wird vermittelt durch die Zugabe des viskösen Trägerstoffes Carbomer, wodurch die Kontaktzeit mit der Hornhaut-Oberfläche verlängert wird. Es handelt sich jedoch um eine Suspension, die eine geeignete Schwebezeit der Partikel in dem Medikamententräger voraussetzt.

24
Welche Ansprüche stellen Sie an die pharmazeutische Qualität eines Glaukommedikamentes?

Wichtige Aspekte für die pharmazeutische Qualität eines Glaukommedikamentes sind die Konservierungsfreiheit, der neutrale pH-Wert und die Osmolarität. Bei suspendierten Wirkstoffen ist die Sedimentierungsgeschwindigkeit der Partikel in der Zubereitung bedeutsam. Ein weiterer wichtiger Aspekt ist die Anwenderfreundlichkeit des Medikamentenbehälters, die Tropfengröße, im Falle von Einmaldosen die Handlichkeit des Behälters und die Unbedenklichkeit seiner Bruchflächen bezüglich der Verletzungsgefahr für die Augenoberfläche.

25
Halten Sie das Nebenwirkungsprofil der Prostaglandinderivate für unbedenklich?

Das Nebenwirkungsprofil der Prostaglandinderivate ist gut gesichert. Dies trifft zunächst für den Wirkstoff Latanoprost zu. 10% der Patienten berichten über geringes Brennen und Stechen nach der Tropfapplikation. Änderungen des Zilienwachstums und die Irishyperpigmentierung sind in unseren umfangreichen Querschnitts- und Längsschnittsbeobachtungen gesichert. Das Risiko der Irishyperpigmentierung ist wesentlich abhängig von der Irisfarbe und tritt bei ~20% der Patienten bei Langzeitbehandlung auf. Das Ausmaß der Irishyperpigmentierung ist somit variabel und wird selten von dem Patienten als kosmetisch störend empfunden. Das allgemeine Nebenwirkungsprofil der Prostaglandinderivate ist erheblich günstiger als bei den Betablockern, welche bei Risikopatienten lebensbedrohliche Nebenwirkungen haben können (z. B. Kardiodepression, Asthma).

26
Halten Sie die „innovative, medikamentöse Glaukomtherapie" für kosteneffizient?

Die Kosteneffizienz der „innovativen, medikamentösen Glaukomtherapie" kann trotz ihrer hohen Kosten im Vergleich zu den traditionellen Antiglaukomatosa als gesichert gelten. Eine geringere Anzahl von Therapieumstellungen im Vergleich zu schwächer wirksamen, preisgünstigeren Medikamenten kompensieren die erhöhten Primärkosten.

27
Welche Wirkstoffe halten Sie für neuroprotektiv, welche für durchblutungsverbessernd für die Papille?

Für eine Reihe von Wirkstoffen sind neuroprotektive oder durchblutungsverbessernde Wirkungen im Tierexperiment nachweisbar. Es ist ebenso gut belegt, dass unterschiedliche Antiglaukomatosa unterschiedliche Wirkungen auf unterschiedliche Parameter der Durchblutung haben können. Die prospektive Beweisführung nach zeitgemäßen wissenschaftlichen Kriterien zu ihrer klinischen Relevanz steht jedoch noch aus. Große, multizentrische Therapiestudien mit geeigneter biostatistischer Teststärke und geeigneten Nachbeobachtungszeiträumen werden derzeit unternommen, ihre Ergebnisse werden für weitere Klärung sorgen.

28
Sehen Sie eine nützliche Additivität von topischen und peroralen Carboanhydrasehemmstoffen?

Eine klinisch relevante Additivität von topischen und peroralen Carboanhydrasehemmstoffen besteht nicht. In vielfachen Studien wurde nachgewiesen, dass trotz einer topischen Carboanhydrasehemmstofftherapie die Zugabe von peroralen Carboanhydrasehemmern den Druck weiter senkt. Die Ursache für dieses Phänomen kann in einer unterschiedlichen Enzymhemmung bestehen, in einer unterschiedlichen Enzymspezifität (es gibt verschiedene Iso-Enzyme der Carboanhydrase) oder in der unterschiedlichen Bioverfügbarkeit des Pharmakons an den Zielstrukturen.

29
Wann sehen Sie eine Indikation für eine Dauertherapie mit peroralen Carboanhydrasehemmstoffen?

Eine Indikation für eine Dauertherapie mit peroralen Carboanhydrasehemmstoffen ist selten, jedoch nicht ausgeschlossen. Ein Glaukompatient mit funktioneller Einäugigkeit, mit einer unglücklichen, vielfachen Operationsanamnese, mit einem hohen Risiko für weitere operative Eingriffe, der eine Dauertherapie mit peroralen Carboanhydrasehemmstoffen in geeigneter Dosierung gut toleriert, wäre eine mögliche Indikation für diesen Therapieweg.

30
Welche Möglichkeiten sehen Sie für die „medikamentöse Trabekulotomie"?

Unter einer „medikamentösen Trabekulotomie" versteht man Wirkstoffe in der Vorderkammer, welche auf pharmakologischem Wege die trabekuläre Fazilität erhöhen. Es gab eine Reihe von zunächst vielversprechenden Möglichkeiten, die jedoch meist an ihrer Hornhaut-Toxizität scheiterten. Ein klinisch realistischer Therapieansatz zur medikamentösen Trabekulotomie besteht derzeit nicht.

5. Diskussionsrunde
Operative Glaukomtherapie

Experte im Interview:

F. GREHN/Würzburg

1
Nennen Sie drei Gründe für eine primär operative Therapie!

Der häufigste und wichtigste Grund für eine primär operative Glaukombehandlung ist ein hoher Augeninnendruck mit einer nachgewiesenen Progression des Papillenschadens und der Gesichtsfeldausfälle in kurzen Zeiträumen. Ein weiterer wichtiger Grund für eine primär operative Glaukomtherapie ist eine unrealistische Compliance des zu behandelnden Patienten für eine konservative Therapie. Die dritthäufigste Indikation für eine primär operative Therapie sind Glaukomformen, welche mittel- und langfristig eine konservative Augeninnendruckkontrolle wenig wahrscheinlich machen, z. B. sehr fortgeschrittene Offenwinkelglaukome mit hohem Augeninnendruck, aber zuweilen auch ICE-Syndrome, dysgenetische Glaukome, entzündliche Sekundärglaukome, Aphakie-Glaukome, etc.

2
Was ist Ihre Standardoperation beim primären Offenwinkelglaukom und warum?

Der Standardeingriff beim primären Offenwinkelglaukom ist unverändert die Trabekulektomie. Die modernen, nicht-perforierenden Operationstechniken sind deutlich schwächer augendrucksenkend. Die unterstellte Risikoarmut dieser Eingriffe kann ihre deutlich schwächere Augendrucksenkung nur fraglich ausgleichen.

3
Wie sehen Sie die Rangfolge zwischen Trabekulektomie, Trabekulotomie und nicht-perforierenden Operationstechniken?

Nimmt man die therapeutische Breite (Relation von augendrucksenkender Wirkung und Risikoprofil) einer Glaukomoperation als Vergleichsparameter bei unausgesuchten Fällen des Offenwinkelglaukoms, dann ist die Trabekulektomie weiterhin an erster Stelle. Bei speziellen Glaukomformen, insbesondere juveniles Glaukom, wäre die Trabekulotomie an zweiter Stelle zu nennen, während die nicht-perforierenden Operationstechniken wegen ihrer deutlich geringeren Augendrucksenkung und den noch sehr begrenzten klinischen Erfahrungen mit diesen Techniken an dritter Stelle folgen. Ein wichtiger Aspekt für diese Rangfolge ist die Verfügbarkeit schlüssiger Therapiestudien in der wissenschaftlichen Literatur, welche für die genannten Operationstechniken in unterschiedlicher Weise zutrifft.

4
Was ist Ihre Indikation für eine zyklodestruktive Operation?

Beim chronischen Offenwinkelglaukom ist der Primäreingriff die Trabekulektomie, wenn nicht besondere anderweitige Indikationen bestehen. Die nächste Stufe operativer Agressivität wäre die Trabekulektomie verstärkt mit Antimetaboliten (z. B. 5-Fluorouracil subkonjunktival oder Mitomycin intraoperativ), erst dann kämen in der operativen Rangfolge die zyklodestruktiven Eingriffe. Drainage-Implantate sind nur komplizierten, absolut therapierefraktären Fällen vorbehalten. Bei den zyklodestruktiven Eingriffen ist der Zyklophotokoagulation gegenüber der Zyklo-Kryotherapie der Vorrang zu geben, da die postoperativen Beschwerden geringer sind und die Störung der Schrankenfunktion ebenfalls geringer ausfällt. Innerhalb der technischen Möglichkeiten der Zyklophotokoagulation bietet die „kontrollierte CPK" deutliche Vorteile und weniger Risiko. Die Ausführung der CPK mit Hilfe der Diaphanoskopie macht es einfacher, die Zielstrukturen der Operation selektiv zu erreichen. Wir zielen in der Regel auf 1,5–2 mm hinter dem Limbus bei der CPK und auf 3,5–5 mm hinter dem Limbus bei der Zyklokryotherapie.

5
Bevorzugen Sie beim Winkelblockglaukom Laseriridotomie oder chirurgische Iridektomie und warum?

Beim Vergleich von operativer Iridektomie und Laseriridotomie gilt es zu bedenken, dass die photodestruktive Laseriridotomie eine größere Menge zellulärer Debris freisetzt, welche die trabekuläre Fazilität belastet. Aus Längsschnittuntersuchungen weiß man, dass die Irisöffnung zur Prävention eines Pupillarblocks mindestens 200 µm groß sein muss, so dass bei der Laseriridotomie eine dieser Öffnung äquivalente Gewebemenge feindispers in der Vorderkammer verteilt wird. Ging ein Winkelblock voraus (mit einer Schädigung der Trabekelstrukturen durch die Apposition der peripheren Iris bei hohem Druck) oder bestehen bereits erhöhte Augeninnendrücke bei engem, aber geöffnetem Kammerwinkel, so ist der operativen Iridektomie der Vorzug zu geben. Am anfallsfreien Partnerauge mit Augeninnendruckwerten im sicheren Normbereich kann eine YAG-Iridotomie vorgenommen werden.

6
Welche Operationsverfahren halten Sie für obsolet?

Operationsverfahren, welche als nicht mehr zeitgemäß gelten können, sind „ungedeckte Filtrationseingriffe“ (z. B. Elliot-Trepanation), die verschiedenen Varianten der Lasersklerostomie unter die klassische Zyklodialyse.

7
Was ist Ihre Indikation für ein Drainage-Implantat, wenn ja, welches und warum?

Drainage-Implantate haben ein hohes Risikoprofil und sollten deshalb nur speziellen Fällen mit ansonsten ungünstiger operativer Prognose vorbehalten bleiben. Ein Implantat mit Ventilmechanismus gilt als vorteilhaft bezüglich der Prävention schwerer hypotensiver Komplikationen. Alternativ kann der führende Schlauch entweder mit einem resorbierbaren Faden passager unterbunden werden, z. B. mit Vicryl, oder er kann in der Vorderkammer mit 9/0 Nylon abgebunden werden und mit einer zeitlichen Latenz von 10–15 Tagen mit dem Laser durchtrennt werden.

8
Was ist Ihre Indikation für die intraoperative Anwendung von Mitomycin, für die postoperative Anwendung von 5-Fluorouracil?

Wenn bei einer Glaukom-Operation eine Bindehauteröffnung bereits stattgefunden hat, ist eine intra- oder postoperative Applikation von Antimetaboliten zur Prävention einer Vernarbung des Filterkissens notwendig. 5-Fluorouracil wirkt schwächer als Mitomycin, ist jedoch auch risikoärmer. Bei 5-FU ist die wiederholte postoperative, subkonjunktivale Injektion notwendig, die den Patienten erheblich belastet. Hauptproblem ist eine Keratitis punctata durch einen Reflux des Antimetaboliten aus dem Stichkanal. Mit entsprechender Injektionstechnik lässt sich dieses Risiko jedoch minimieren. Bei Mitomycin gilt ein Dosierungsbereich bei einer Schwämmchengröße von 8×8 mm und einer Stammlösung von 0,2 mg/ml bis zu fünf Minuten als ausreichend. Die Dosistitration wird über die Konzentration gewählt. Der Medikamententräger sollte nur auf der intakten Sklera aufgelegt werden, da die Substanz erhebliche intraokulare Toxizität besitzt.

9
Nach einer Filtrationsoperation geben Sie wie lange Steroide/Cylcoplegika?

Als Faustregel gilt, eine Atropinisierung über etwa eine Woche, eine topische Steroid-Medikation (z. B.Prednisolon-Acetat 5× täglich) über 3 Wochen mit nachfolgender wöchentlicher, stufenweiser Dosisreduktion.

10
Welche Befunde sind für Sie wichtig für die Funktionalität eines Filterkissens? Wie begegnen Sie einer frühen postoperativen Filterkisseninsuffizienz?

Wichtige Kriterien eines funktionierenden Filterkissens in der frühen postoperativen Phase sind eine diffuse Ausprägung der Filtrationszone, Mikrozysten und eine geringe Bindehaut-Hyperämie. Sollte sich eine frühe Filterkissen-Vernarbung einstellen, so kann man dieser innerhalb der ersten drei Wochen mit einer subkonjunktivalen Injektion von 5-FU begegnen. Bei der Ausbildung einer Tenonzyste ist das Needling der Zyste mit 5-FU zu kombinieren. Die Laserfadendurchtrennung der Fixation der Skleralamelle hat nichts mit der Vernarbung zu tun, sondern behebt nur das Abflusshindernis aufgrund zu fest geknüpfter Deckelfäden. Eine Bulbusmassage bei frühen Augeninnendrucksteigerungen verfolgt den gleichen Zweck und sollte nur in den ersten Wochen nach Operation eingesetzt werden. Bei der postoperativen Injektion von 5-FU ist ein allgemein akzeptiertes Therapie-Schema, eine einmal tägliche Injektion auf die Dauer einer Woche und eine einmal wöchentliche Injektion für weitere 6 Wochen zu geben.

11
Welche Modifikationen der nicht-perforierenden Glaukomoperationen halten Sie für sinnvoll?

Eine große Anzahl von Modifikationen der nicht-perforierenden Glaukomchirurgie wurde erprobt, um die augendrucksenkende Wirkung zu verstärken und zuverlässiger zu gestalten. Mehrere morphologische Untersuchungen belegen Mikroperforationen und Läsionen der Vorderwand des Schlemm'schen Kanals bei der tiefen Sklerektomie bzw. Viskokanalostomie. Bei guter postoperativer Augeninnendrucksenkung entwickelt sich häufig ein Filterkissen. Modifikationen der Operationstechnik, welche den Abflusswiderstand im Bereich des juxtacanalikulären Maschenwerks und der Innenwand des Schlemm'schen Kanals partiell aufheben, erscheinen für den postoperativen IOD-senkenden Effekt sinnvoll. Beschrieben wurden Mikroperforationen des Maschenwerks, ein Stripping des juxtacanalikulären Maschenwerks, Implantate mit hochmolekularer Hyaluronsäure oder Kollagen. All diese Modifikationen wurden als hilfreich für die augendrucksenkende Wirkung eingestuft, die Beweissicherung in Form von prospektiven, randomisierten klinischen Studien fehlt jedoch.

12
Welchen Stellenwert nimmt die Lasertrabekuloplastik in Ihrer Glaukomchirurgie ein?

Die Lasertrabekuloplastik hat in der Regel nur eine aufschiebende Wirkung für eine operative Intervention. Für einen klinisch relevanten augendrucksenkenden Effekt von ausreichender Wirkungsdauer ist eine geeignete Pigmentierung des Trabekelmaschenwerks notwendig, um den thermischen Effekt des Laserherdes mit einem Minimum an photodestruktiven Nebenwirkungen anzubringen. Aus diesem Grunde ist die Lasertrabekuloplastik beim Exfoliationsglaukom und beim Pigmentglaukom besonders wirksam. Dennoch ist postoperativ fast immer eine begleitende medikamentöse Therapie notwendig. Die primäre Lasertrabekuloplastik alleine reicht selten aus, den Augeninnendruck nachhaltig zu regulieren.

13
Worin sehen Sie interessante Perspektiven der Laserchirurgie der Glaukome?

Die selektive Lasertrabekuloplastik wirkt ähnlich augendrucksenkend wie die Argon-Lasertrabekuloplastik (ALT), sie soll jedoch wiederholbar sein, eine Hypothese, die strittig ist. Die Excimer-Lasertrabekel-Ablation ist ein neuartiges Verfahren, das in unterschiedlichen Varianten in der klinischen Erprobung ist.

Auch mit dem Erbium-YAG-Laser gibt es Untersuchungen zur Lasertrabekel-Ablation, eine vergleichende Einordnung mit anderen Glaukomoperationen ist derzeit jedoch noch nicht möglich.

Die Interaktion des Laserlichtes mit den Geweben des Kammerwinkels stimuliert bei der ALT die bindegewebige Reparation des Gewebes mit Endothelproliferationen und der Ausbildung bindegewebiger Membranen. Dies ist wahrscheinlich die Ursache für die zeitlich begrenzte Wirkungsdauer. Eine thermische Schadenszone von 30 mm sollte bei all diesen Verfahren nicht überschritten werden, da von bindegewebige Reparation den augendrucksenkenden Effekt wieder aufhebt. Die Excimerlaser Trabekel-Ablation vom Lumen des Schlemm'schen Kanals aus ist eine technische Neuentwicklung, die sich in der Erprobung befindet und vielleicht neue Perspektiven ergibt.

14 Welche Perspektiven sehen Sie für die Hemmung der Wundheilung jenseits von MMC und 5-FU?

Die Modulation der Wundheilung abseits der klassischen, in der Ophthalmologie verwandten Antimetaboliten mit Mitomycin und 5-FU weist interessante neue Ansätze auf. Die photodynamische Therapie der Fibroblastenproliferation ist ein vielversprechender Weg. Besonders interessant ist auch der Einsatz von Antikörpern gegen TGF-β. Hierzu läuft eine multizentrische, prospektive klinische Studie, welche diese Art der Wundmodulation untersucht.

15
Was sind Ihre operativen Präferenzen nach mehr als drei erfolglosen Glaukomoperationen?

Die operativen Präferenzen nach mehreren erfolglosen Glaukomoperationen hängen ab von dem individuellen Krankheitsverlauf und der Anatomie des vorderen Augensegmentes. Nach einer vernarbten Filtrationsoperation empfiehlt sich eine Wiederholung der Trabekulektomie mit Antimetaboliten. Hat auch diese versagt, wäre eine Zyklophotokoagulation eine weiterführende Möglichkeit. Die Implantation von Drainage-Implantaten ist eine nachrangige Option und nur in desperaten Fällen angezeigt.

16
Was ist Ihre operative Rangfolge beim medikamentös nicht regulierbaren kindlichen Aphakie-Glaukom?

Das kindliche Aphakie-Glaukom ist eine besondere Herausforderung in der Glaukomchirurgie. Eine Möglichkeit ist eine Trabekulektomie mit Mitomycin, evtl. kombiniert mit einer anterioren Vitrektomie. Es gilt jedoch, schwerste postoperative Hypotonien soweit es geht zu vermeiden, wozu ein relativ fest vernähter Skleradeckel ratsam ist. Auch die Zyklophotokoagulation hat hier einen Indikationsbereich. Die Implantation von Drainage-Implantaten hat beim kindlichen Aphakie-Glaukom ein höheres Risiko und ist nur ausgesuchten Fällen vorbehalten.

17
Was ist Ihr bevorzugtes Operationskonzept beim entzündlichen kindlichen Sekundärglaukom?

Die Operationskonzepte beim entzündlichen kindlichen Sekundärglaukom sind vergleichbar dem kindlichen Aphakie-Glaukom. Jedoch gilt es hier zu bedenken, Eingriffe und Medikationen zu vermeiden, welche die entzündliche Grunderkrankung provozieren könnten. Die präoperativ und postoperativ schützende Steroid-Medikation ist deshalb bei diesen Glaukomformen wichtig.

18
Wie bewerten Sie innovative Möglichkeiten der selektiven Trabekelchirurgie?

Innovative Möglichkeiten der selektiven Trabekelchirurgie sind die Trabekelaspiration, besonders effektiv beim Exfoliationsglaukom, da das fibrilläre Protein besonders locker in den intertrabekulären Räumen angesammelt ist. Eine weitere Möglichkeit ist die Goniokürettage, wobei mit einem scharfen Löffelchen narbiges Gewebe aus dem Sulcus scleralis des Kammerwinkels kürettiert wird. Mit der stumpfen Seite der Kürette lassen sich Goniosynechien aufbrechen, was eine besondere Indikation für chronische Winkelblockglaukome birgt. Eine weitere, bereits erwähnte Methode ist die Lasertrabekel-Ablation, welche sich gut endoskopisch ausführen lässt, was eine Anwendungsmöglichkeit bei trüber Hornhaut ergibt.

19
Wie behandeln Sie operativ die persistierende Hypotonie nach Mitomycin-Trabekulektomie?

Bei persistierenden Hypotonien nach Anwendung von Antimetaboliten gilt es, die Filtrationsstelle durch festes Vernähen der Skleralamelle zu verschließen. Bei avaskulären, dünnen, fragilen Filterkissen mit diffuser Leckage kann eine Bindehaut-Deckung oder Bindehaut-Transplantation zum Ersatz der dünnen Filterkissendecke indiziert sein. Die Bestimmung der Netzhautdicke, also der Nachweis eines zentralen Netzhautödems mit der optischen Kohärenz-Tomographie kann die Indikationsstellung erleichtern. Hilfreich ist häufig ein Schwenklappen aus Tenongewebe, um die diffuse Leckage bzw. eine überschießende Filtration zu mindern. Die Eigenblutinjektion in das Filterkissen, Kompressionsnähte oder Druckverbände über der Filtrationsstelle bringen meist nur einen zeitlich begrenzten Erfolg. Bei sehr stark zur Seite ausladenden Sickerkissen haben Barriere-Nähte, die das Sickerkissen zur Seite begrenzen, eine gute Funktion.

20
Filterkissenmassage – wann, wie, wie oft, wie lange?

Eine mechanische Filterkissenmassage kann postoperativ über einige Tage wiederholt werden, wenn der Skleradeckel durch Fibrin oder Blut verklebt ist. Die korrekte Indikation für eine Laserfadendurchtrennung ist der postoperative Druckanstieg, durch einen zu fest genähten verklebten Skleradeckel bedingt, dann sollten nach einigen Tagen eine oder mehrere Deckelnähte durchtrennt werden. Eine Faustregel ist, eine 3× tägliche Filterkissenmassage auf 3 Tage strikt zu begrenzen. Darüber hinaus macht die mechanische Massage des Filterkissens wenig Sinn und birgt das Risiko spontaner größerer Blutungen.

21
Laserfadendurchtrennung, wann operativ, sukzessive oder gleich alle Fäden?

Die Fäden des Skleradeckels mit dem Laser ist in der frühen postoperativen Phase indiziert, wenn eine mehrmalige Filterkissenmassage keinen Erfolg erzielte. Viele Operateure fixieren die Skleralamelle mit 2 Fäden. Die frühe Durchtrennung eines Fadens führt häufig zu einer abrupten Augendrucksenkung mit dem Risiko einer reaktiven Vorderkammerblutung. Eine sukzessive Durchtrennung einzelner Fäden (entweder einer von zweien oder mehrfach hintereinander bei mehr als zwei Fäden) kann eine gestufte Augendrucksenkung zur Folge haben. Man sollte andererseits nicht so lange warten bis so viel Bindegewebe proliferiert ist, dass die Sklerafäden nicht mehr mit einer geeigneten Kontaktlinse auszumachen sind. Eine operative Durchtrennung der Sklerafäden gelingt mit einem kleinen Spatel oder einer Kanüle über die Bindehautnaht. Dies hat den Vorteil, dass nicht der gesamte Bindehautlappen wieder mobilisiert werden muss.

22
Was ist Ihre Indikation für eine kombinierte Operation bei Glaukom und Katarakt, welche Operationstechnik bevorzugen Sie?

Die wesentliche Indikation für eine kombinierte Operation bei Glaukom und Katarakt ist die Indikation für Linsenchirurgie einerseits und eine progrediente Glaukomerkrankung andererseits. Es gibt gute Belege dafür, dass getrennte Zugänge eine zuverlässigere Augendrucksenkung ergeben. Grundsätzlich gilt jedoch, dass die kombinierte Operation eine stärkere Schrankenstörung macht als zeitlich getrennte Eingriffe. Da die extrakapsuläre Linsenchirurgie insbesondere mit der Phakoemulsifikation alleine bereits augendrucksenkend wirkt (durch den Spüleffekt der Vorderkammer, durch ein Zurücksinken des Kunstlinsen-Iris-Diaphragmas mit Zug auf das Trabekelmaschenwerk), ist die Indikation für die kombinierte Operation seltener geworden. Schonender ist sicherlich die sequenzielle Operation von Katarakt und Glaukom. Die kombinierte Operationstechnik ist jedoch zwingend, wenn hohe Augendruckwerte, die medikamentös nicht beherrschbar sind und eine operationswürdige Katarakt bei einem fortgeschrittenen Glaukomschaden und einer Progression der Papillenschädigung in kurzen Zeiträumen bestehen.

23
Nehmen in Ihrer Praxis die kombinierten Operationen zu oder ab, und warum?

Insgesamt nimmt die Häufigkeit der kombinierten Eingriffe aus den bereits erwähnten Gründen ab. Die Linsenchirurgie alleine kann den Augeninnendruck bereits senken und es bestehen Belege dafür, dass nach Katarakt-Chirurgie bei Glaukomaugen die medikamentöse Ansprechbarkeit günstiger ist. Die verstärkte Vernarbungstendenz erfordert oft den Einsatz von Antimetaboliten. Die Anwendung von Mitomycin C bei einer kombinierten Operation von Glaukom und Katarakt steigert aber auch das Komplikationsprofil des Eingriffes.

24
Wann und warum intervenieren Sie bei einer postoperativ flachen Vorderkammer?

Eine absolute Indikation einer operativen Intervention bei einer postoperativen flachen Vorderkammer ist der Linsen-Endothel-Kontakt mit der Hornhaut. Für die Differenzialdiagnose der aufgehobenen Kammer und zur morphologischen Abgrenzung eines Ziliarblockglaukoms ist die Ultraschallbiomikroskopie (UBM) des Auges wichtig. Ist der Augendruck hoch und die Vorderkammer abgeflacht, dann spricht das für ein malignes Glaukom. Kommt es zu einem Hornhautödem, ist dies eine Indikation für eine sofortige Intervention auch bei niedrigem Augendruck. Ansonsten kann man bei niedrigem Augendruck abwarten. Eine revisionsbedürftige flache Vorderkammer tritt seltener auf bei einer konsequenten Atropinisierung intra- wie auch postoperativ.

25
Wie verhalten Sie sich bei einer Aderhaut-Abhebung postoperativ?

Eine postoperative Aderhaut-Abhebung nach Glaukomchirurgie ist häufig. Abwartendes Verhalten ist meist zulässig, da sich in den überwiegenden Fällen eine spontane Remission einstellt. Ist die Aderhaut-Abhebung jedoch so hoch, dass sie sich in der Mitte der Glaskörperkavität berührt („Kissing-choroidal"), so muss eine Drainage der subrachoroidalen Flüssigkeit erfolgen.

26
Welche Information erwarten Sie sich von der Ultraschall-Biomikroskopie bei der Differenzierung der Blockglaukome?

Die Ultraschall-Biomikroskopie ist ein notwendiges Hilfsmittel bei der Differenzierung der Ziliarblockglaukome. Es lässt sich damit gut die anteriore Rotation des Ziliarkörpers mit Kontakt zum Linsenäquator feststellen, eine wichtige anatomische Voraussetzung für die Strömungsumkehr des Kammerwassers in den Glaskörper, die den hohen Augeninnendruck und die abgeflachte Vorderkammer auslöst. In Abhängigkeit von der Linsendicke ist dann eine Vitrektomie und Extraktion der Linse notwendig. Weitere diagnostische Kriterien, welche mit der Ultraschall-Biomikroskopie zuverlässig zu verifizieren sind, ist der Iriskontakt mit dem Trabekelmaschenwerk, die Kammerwinkelweite, der Nachweis von Goniosynechien und der Effekt einer Zykloplegie auf die Kammerwinkelweite.

27
Was ist Ihr Operationskonzept beim Ziliarblockglaukom und warum?

Besteht ein Ziliarblockglaukom mit hohen Augeninnendruckwerten bei kurzem Auge, so ist die Linsenextraktion mit oder ohne Vitrektomie das operative Verfahren der Wahl. Zuvor sollte aber immer eine maximale Zykloplegie mit Atropin, eine osrmotische Behandlung und eine Drucksenkung mit i.v. Acetazolamid versucht werden.

28
Was ist Ihr Operationskonzept bei einer chronischen Filterkissenfistel?

Bei einer chronischen Filterkissenfistel ist ein Tenon-Schwenklappen eine einfache operative Methode, um das Problem zu beheben. Eine weitere Möglichkeit ist eine Bindehaut-Transplantation aus dem oberen Fornix. Verbandslinsen, Fibrinkleber oder Eigenblutinjektion werden in Ihrer Wirkung überschätzt. Eine Aufnähung von Amnion-Membran kann das Problem der Sickerkissenfistel nur selten lösen.

29
Was ist Ihr Behandlungsschema bei einer Filterkisseninfektion?

Bei der Filterkisseninfektion ist eine Blebitis, also eine auf das Filterkissen beschränkte Infektion, von einer Endophthalmitis, also eine Einwanderung virulenter Keime in die verschiedenen Augenkompartimente, zu unterscheiden. Dichte, ultrasonographische Glaskörperechos und die Schmerzen des Patienten sprechen für eine Keimbesiedlung des Glaskörpers. Sind virulente Keime in die Glaskörperkavität eingedrungen, ist eine diagnostisch-therapeutische Vitrektomie notwendig. Besteht nur eine begrenzte Blebitis, so sind „fortified eye drops“ viertelstündlich über 48 Stunden ein wichtiges Therapiekonzept. Hier werden Cephalosporine, Tobramycin und Vancomycin in einer verstärkten Lösung auf das Auge aufgebracht. Man erreicht im Vordersegment höhere Wirkstoffspiegel als bei der systemischen Applikation.

30
Erfordert der Glaukompatient nach refraktiver Chirurgie ein anderes operatives Glaukomkonzept?

Nach refraktiver Chirurgie tritt nicht ganz selten ein Steroidglaukom auf. Unglücklicherweise ist die Tonometrie ein trügerischer, diagnostischer Parameter, da die veränderte Biomechanik und die Abflachung der Hornhaut eine zuverlässige Tonometrie nicht mehr ermöglicht. Wichtig ist die Unterbrechung der Steroidmedikation. Nur ausnahmsweise ist eine Operation notwendig. Eine besondere Indikation beim Steroidglaukom des jüngeren Patienten hat die Trabckulotomie.

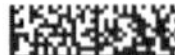